「十三五」国家重点图书出版规划项目

中医古籍名家点评丛书

总主编 ◎ 吴少祯

明·缪希雍 ◎ 著

曹 晖 吴孟华 ◎ 点评

炮炙大法

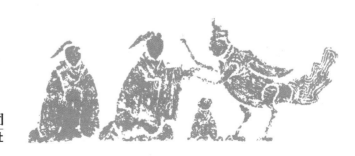

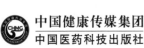
中国健康传媒集团
中国医药科技出版社

图书在版编目（CIP）数据

炮炙大法／（明）缪希雍著；曹晖，吴孟华点评. —北京：中国医药科技出版社，2018.12

（中医古籍名家点评丛书）

ISBN 978 - 7 - 5214 - 0534 - 7

Ⅰ. ①炮…　Ⅱ. ①缪…　②曹…　③吴…　Ⅲ. ①中药炮制学 - 中国 - 明代

Ⅳ. ①R283

中国版本图书馆 CIP 数据核字（2018）第 246923 号

美术编辑　陈君杞

版式设计　麦和文化

出版　**中国健康传媒集团** | 中国医药科技出版社

地址　北京市海淀区文慧园北路甲 22 号

邮编　100082

电话　发行：010 - 62227427　邮购：010 - 62236938

网址　www. cmstp. com

规格　710 × 1000mm $^1/_{16}$

印张　21

字数　254 千字

版次　2018 年 12 月第 1 版

印次　2024 年 3 月第 2 次印刷

印刷　北京盛通印刷股份有限公司

经销　全国各地新华书店

书号　ISBN 978 - 7 - 5214 - 0534 - 7

定价　**78.00 元**

获取新书信息、投稿、为图书纠错，请扫码联系我们。

《中医古籍名家点评丛书》
编委会

出版者的话

中医药是中国优秀传统文化的重要组成部分之一。中医药古籍中蕴藏着历代名家的思维智慧与实践经验。温故而知新，熟读精研中医古籍是当代中医继承、创新的基石。新中国成立以来，中医界对古籍整理工作十分重视，因此在经典、重点中医古籍的校勘注释，常用、实用中医古籍的遴选、整理等方面，成果斐然。这些工作在帮助读者精选版本、校准文字、读懂原文方面发挥了良好的作用。

习总书记指示，要"切实把中医药这一祖先留给我们的宝贵财富继承好、发展好、利用好"，从而对弘扬中医药学、更进一步继承利用好中医药古籍提出了更高的要求。为此我们策划组织了《中医古籍名家点评丛书》，试图在前人整理工作的基础上，通过名家点评的方式，更进一步凸显中医古代要籍的学术精华，为现代中医药的发展提供借鉴。

本丛书遴选历代名医名著百余种，分批出版。所收医药书多为传世、实用，且在校勘整理方面已比较成熟的中医古籍。其中包括常用经典著作、历代各科名著，以及古今临证、案头常备的中医读物。本丛书致力于将现有相关的最新研究成果集于一体，使之具备版本精良、校勘细致、内容实用、点评精深的特点。

参与点评的学者，多为对所点评古籍研究有素的专家。他们学验俱丰，或精于临床，或文献功底深厚，均熟谙该古籍所涉学术领域的整体状况，又对其书内容精要揣摩日久，多有心得。本丛书的"点评"，并非单一的内容提要、词语注释、串讲阐发，而是抓住书中的主旨精论、蕴含深义、疑惑谬误之处，予以点拨评议，或考证比勘，溯源寻流。由于点评学者各有专擅，因此点评的形式风格也或有不同。但其共同之点是有益于读者掌握、鉴识所论医籍或名家的学术精华，领会临床运用关键点，解疑破惑，举一反三，启迪后人，不断创新。

我们对中医药古籍点评工作还在不断探索之中，本丛书可能会有诸多不足之处，亟盼中医各科专家及广大读者给予批评指正。

中国医药科技出版社
2017年8月

余序

作为毕生研读整理、编纂古今中医临床文献的一员，前不久，我有幸看到张同君编审和全国诸多相关教授专家们合作编撰《中医古籍名家点评丛书》的部分样稿。感到他们在总体设计、精选医籍、订正校注，特别是名家点评等方面卓有建树，并能将这些名著和近现代相关研究成果予以提示说明，使古籍的整理探索深研，呈现了崭新的面貌。我认为这部丛书不但能让读者系统、全面地传承优秀文化，而且有利于加强对丛书所选名著学验主旨的认识。

在我国优秀、靓丽的文化中，岐黄医学的软实力十分强劲。特别是名著中的学术经验，是体现"医道"最关键的文字表述。

《礼记·中庸》说："道也者，不可须臾离也。"清代徽州名儒程瑶田说："文存则道存，道存则教存。"这部丛书在很大程度上，使医道和医教获得较为集中的"文存"。丛书的多位编集者在精选名著的基础上，着重"点评"，让读者认识到中医药学是我国优秀传统文化中的瑰宝，有利于读者在系统、全面的传承中，予以创新、发展。

清代名医程芝田在《医约》中曾说："百艺之中，惟医最难。"特别是在一万多种古籍中选取精品，有一定难度。但清代造诣精深的名医尤在泾在《医学读书记》中告诫读者说："盖未有不师古而有济于今者，亦未有言之无文而能行之远者。"这套丛书的"师古济今"十分昭著。中国医药科技出版社重视此编的刊行，使读者如获宝璐，今将上述感言以为序。

中国中医科学院

余瀛鳌

2017年8月

目录 | Contents

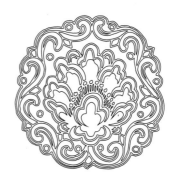

全书点评 | ◉

　　《炮炙大法》为我国明末著名医家缪希雍（字仲淳）口述，弟子庄继光录校而成。缪希雍原籍常熟，后迁居金坛，生活于万历年间（1573—1620）。《明史·方技传》附见《李时珍传》中。《炮炙大法》成书于天启二年（1622），原附《先醒斋医学广笔记》中刊行。本书是我国明代一部系统论述炮制的专书，对中药炮制学的形成和发展有着重要的影响，在中国药学本草史占有重要的地位。

一、成书背景

　　缪希雍为江苏常熟名医，好"搜辑医方，精求药道"。时有长兴丁元荐，集缪氏医方，汇成一册，名为《先醒斋笔记》（1613），其中记有90余种药物炮制法。后经缪氏及其弟子庄继光增补扩充，更名为《先醒斋医学广笔记》，"炮炙大法"为其中第4卷，收载药物增至439种。

二、主要学术思想

　　缪氏在继承前人学术成就的基础上，通过自己的大量临床实践，对中药炮制方法有了深刻的认识，通过取录《雷公炮炙论》《本草纲目》等相关炮制条文，编著了《炮炙大法》一书。书前首列"雷公炮炙十七法"，即："炮、燀、煿、炙、煨、炒、煅、炼、制、度、飞、伏、镑、揉、晒、曝、露"等17种。全书药物分为水部、火部、土部、金部、石部、草部、木部、果部、米谷部、菜部、人部、兽部、禽部、虫鱼部等 14 部，记述 439 种药物炮制前后在性质上的变化，从而说明不同的治疗作用和与其他药物同用相须、相畏、使恶、相杀配伍关系及禁忌、贮藏法等项内容。书末附"用药凡例"，节录历代本草序例的部分，相当于"总论"内容。全书语简法备，多有独到之处，对明、清两代中药炮制影响较大。

三、学习要点

1. 掌握本书的学术特点

《炮炙大法》深受《雷公炮炙论》影响，既继承了前人制药须辨药材真伪优劣的优良传统，又沿袭了雷公炮制附载药味畏恶的作法。其中有 172 种药物引用了《雷公炮炙论》的内容，但删去了一些不切实用的制法，补充了一些药物后世制法技艺，尤其书末"药剂丸散汤膏各有所宜不得违制""煎药则例""服药次序""服药禁忌""妊娠服禁""六陈""十八反""当禁不禁，犯禁必死""不必忌而忌之过"等 9 则相关制药、煎药、服药等"总论"，有缪氏独家见解，对煎药方法辨析相当详细，具有较大的现代实用价值。此次点评，除正文外，还增加了《补遗雷公炮制便览》《本草品汇精要》《食物本草》等明代有关炮制彩绘图 260 幅，有助于读者更为形象地理解《炮炙大法》中的炮制工艺过程和场景，并有图注说明。

2. 注意全书的结构特点

《炮炙大法》全书一册，不分卷，正文按照出处、采收时节、优劣鉴别、炮制方法、操作程序论述。目前现存版本有明天启三年壬戌（1623）京口大成堂本、明崇祯十五年（1642）庄继光校刻本、清乾隆《四库全书》本、清道光十一年（1831）武林涵古堂本、1956 年人民卫生出版社影印大成堂本、1985 年北京中国书店影印庄继光本等。

在学习过程中，对书中某些论述需要进行具体的分析和独立思考。由于历史条件的限制，缪氏在《炮炙大法》中的某些观点也存在一定的片面和欠妥之处。如书前的"雷公炮炙十七法"基本上取录前人罗周彦《医宗粹言》的"炮炙十七法"改名而来。又如在葛根、芎劳等部分药物条文中，仅述药材性状、畏恶，而漏去炮制方法，可谓粗疏。即使炮制方法与《本草纲目》"修治"项下内容比较，也逊色颇多。然在我国历代炮制类本草专著极少的背景下，明代炮制专著惟《炮炙大法》影响较大。

曹晖　吴孟华
2018 年 5 月

炮炙大法

按《雷公炮制》①法有十七：曰炮②，曰爁③，曰煿④，曰炙⑤，曰煨⑥，曰炒，曰煅⑦，曰炼⑧，曰制⑨，曰度⑩，曰飞⑪，曰伏⑫，曰镑⑬，曰㨃⑭，曰晒，曰曝⑮，曰露⑯是也。用者宜如法，各尽其宜。

【点评】古代的炮制方法可归纳为17种：炮、爁、煿、炙、煨、炒、煅、炼、制、度、飞、伏、镑、㨃、晒、曝、露，称为"雷公炮炙十七法"。近代的炮制方法以此为基础，经过不断的实践，逐渐形成了修治(捡、筛、簸、揉、拌、去毛、磨、捣或

---

① 《雷公炮制》：即《雷公炮炙论》，后面提到的《雷公》亦同。
② 炮：置药物于火上，烟起为度。
③ 爁(làn 烂)：焚烧，烘烤。
④ 煿(bó 博)：同"爆"，用火干燥药物。
⑤ 炙：烧烤。
⑥ 煨(wēi 微)：置药物于火灰中慢慢烤烧。
⑦ 煅：置药物于火上，烧令通红。
⑧ 炼：长时间用火烧。
⑨ 制：制服药的偏性、猛性。如水制、姜汁制、童便制、醋制、蜜制等。
⑩ 度：将药物长短、大小加工成一定规格。
⑪ 飞：研药物为细末，置水中搅研，粗末下沉，取悬浮的极细粉末。
⑫ 伏：土类药物长时间加热。
⑬ 镑(bàng 棒)：刀削。
⑭ 㨃(sà 萨)：侧手击，打碎药物。
⑮ 曝(pù 瀑)：用日光晒干。
⑯ 露：夜晚置药物于露天地方。

击、制绒)、水制(洗、淘、漂、泡、飞、去心)、火制(烘、焙、炒、烫、煅、淬、炙、煨)、水火共制(煮、蒸、燀)等多种类型,复制法、发酵、制霜、发芽法则归为其他制法。《中国药典》(2015版)四部炮制通则记载,药材需经净制、切制或炮炙等处理制成饮片,其中炮炙可细分为炒、炙法、制炭、煅、蒸、煮、炖、煨,另有燀、制霜(去油成霜)、水飞、发芽、发酵等炮制方法。

水 部

【点评】古人认为水具有药性，并将水分为两大类：自然水与人工水，自然水分天水和地水。天水如雨水、冬霜、半天河水、腊雪等，地水如神水、东流水、井泉水、地浆、菊潭水；人工水如热汤、生熟汤、浆水、米泔水、缫丝汤等。不同的水，其性质有所不同，功用也各有所异。今人在炮制药材时，仅将水作为溶剂，通常取洁净之水即可。目前仅米泔水在现代中药炮制中仍较常用。

雨水

立春节雨水。梅雨水，芒种后逢壬为入梅，小暑后逢壬为出梅。液雨水，立冬后十日为入液，至小雪为出液，得雨谓之液雨。

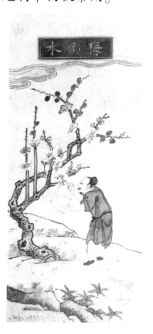

图1-1　梅雨水

【点评】古人认为时节不同，雨水种类则不同，而使雨水有不同的名称和不同的属性。分为立春时节的雨水，芒种和小暑之后的梅雨水，以及立冬之后和小雪前夕的液雨水。

【图注】图中梅花树下一人用碗收集梅花中留存的雨水。

冬霜

凡收霜,以鸡羽扫之,瓶中密封阴处,久亦不坏。

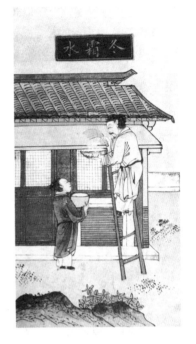

图1-2 冬霜水

【点评】冬霜的收集保存方法为,用鸡的羽毛将瓦上的冬霜轻轻扫下,放入瓶中密封,置阴凉处保存。古人认为,冬霜性味甘寒,可用于解酒热。

【图注】图中二人,一人站在梯上,扫取房顶瓦上冬霜,另一人在旁辅助,手持瓷缸,待同伴将碗里的冬霜倒入瓷缸之中。

腊雪

用净瓶收净雪,筑实①,密封瓶口,置于阴室中,不见日色。春雪有虫,水亦便败,所以不收。

【点评】腊雪为腊月收集雪花所融化的水,古人认为腊雪具有清热解毒,降火止渴,解一切毒的功效,用于治天行时气瘟疫,小儿热痫狂啼,大人丹石发动,酒后暴热,黄疸,还可用于洗目,退赤。在储藏过程中,要注意保持腊雪的干净、密封和避光。

【图注】a图中漫天大雪,村舍之前,一人在扫取树上之雪,盛入甕中。b图二人,一人扫取地上之雪于盆中,另一人在盛腊雪水的缸旁,似正剔除水中杂质一般。

---

① 筑实:捣之使坚实。

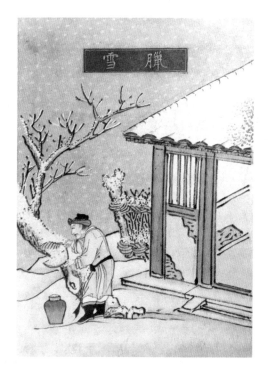

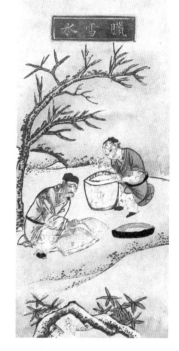

图1-3a　腊雪　　　　　　　图1-3b　腊雪水

神水

五月五日午时有雨，急伐竹竿，中必有神水，沥取为药。

【点评】古人认为，五月初五午时的降雨，留存于竹竿之中，立刻取出，即为神水，可入药。并认为神水具有清热化痰，定惊安神的功效。

半天河

此竹篱头水及空树穴中水也。

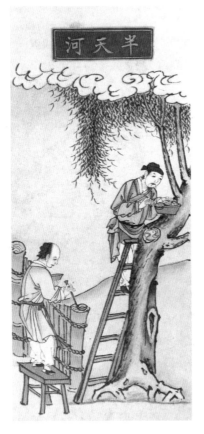

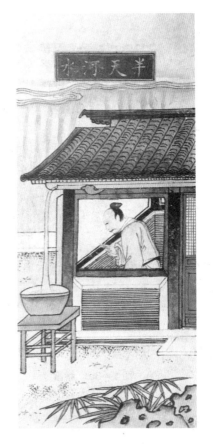

<table>
<tr><td>图1-4a　半天河</td><td>图1-4b　半天河水</td></tr>
</table>

【点评】古人认为，天上所降雨之未沾地者为半天河，通常可取自于竹篱头或空树穴中所藏之雨水，亦有用盆接房檐所得雨水而来。认为半天河可用于治心病、鬼疰、狂、邪气、恶毒，通常用于皮肤类疾患处的清洗。

【图注】a图针对半天河有来源于高树穴或竹篱头两种说法，绘二人分别取两处之水。b图则绘用盆接房檐所得雨水。

流水

千里水、东流水，二水皆堪荡涤邪秽①，煎煮汤液。劳水即扬泛水，张仲景谓之"甘澜水"，用流水二斗置大盆中，以杓高扬之千万遍，有沸珠相逐，乃取煎药。盖水性本咸而体重，劳之则甘而轻，取其不助肾气而益脾胃也。虞抟《医学正传》云：甘澜水甘温而性柔，故烹伤寒阴证等药用之。顺流水性顺而下流，故治下焦腰膝之证及通利大小便之药用之。急流水，湍②上峻急之水，其性急速而下达，故通二便、风痹之药用之。逆流水，洄澜之水，其性逆而倒上，故发吐痰饮之药用之也。

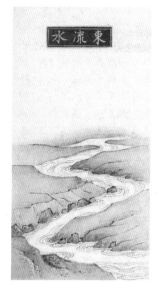
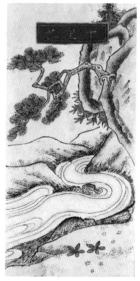
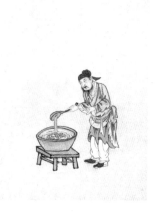

图1-5a 东流水　　　　图1-5b 千里水　　　　图1-5c 甘澜水

【点评】古人认为，天然流水包括千里水、东流水、急流水、逆流水、甘澜水、劳水、扬泛水，数水同源，均取河水流经千

---

① 秽(huì 会)：污浊。
② 湍：急流的水。

里、扬之万遍之意。顺流水性顺而下流，能通利二便，且治下焦病症；急流水性急速而下达，能通利二便；逆流水性逆而倒上，能宣吐痰饮；甘澜水水性本咸而体重，劳之则甘而轻，取其不助肾邪而益脾胃之效。

【图注】a、b 图分别为东流水、千里水图示。c 图一人正用勺扬泛，制成甘澜水。

井泉水

反酌而倾曰"倒流"，出甃①未放曰"无根"，无时初出曰"新汲"②，将旦首汲曰"井华"。

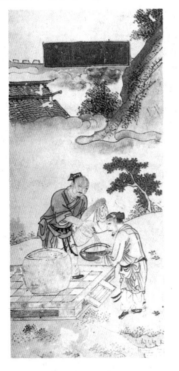
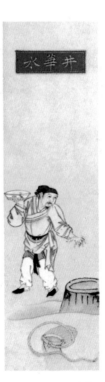

图1-6a 井泉水　　图1-6b 井华水

---

① 甃(zhòu 皱)：井壁。

② 汲(jí 及)：取水于井。

【点评】井泉水即井水，指井水下通地下泉者，品质较好。古人认为，早上从井中取出的第一桶水，为"井华水"，品质最好，具有清凉洁净的特性，能滋阴潜阳，通窍解热。

【图注】a图二人正从井中汲水。b图一人手端一碗水，旁有一井及一倾倒的水桶，示意从井取水。

地浆

此掘黄土地作坎①，深三尺，以新汲水沃②入搅浊，少顷，取清用之。

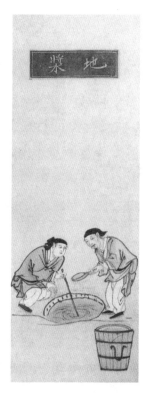

图1-7a　地浆

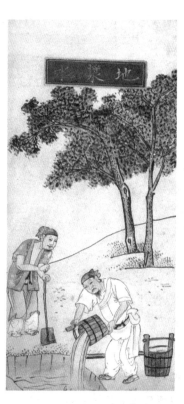

图1-7b　地浆水

---

① 坎：坑。
② 沃：浇。

【点评】古人认为，掘地三尺，将新取的水倒入黄土地中，搅匀，再澄清，所得的水为地浆。地浆为阴中之阴，能泻阳中之阳，可解中毒烦闷和一切鱼肉、果菜、药物、诸菌之毒。

【图注】a图二人，一人搅水，一人取水。b图中一人手持铁锹，示意刚挖好深坑，另一人倒入新汲之水。

热汤

须百沸者佳，若半沸者，饮之反伤元气，作胀。

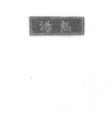
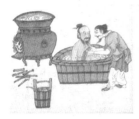

图1-8a　热汤

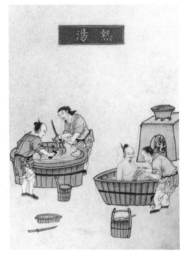

图1-8b　热汤

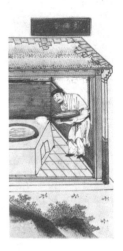

图1-8c　炊汤水

【点评】热汤又名百沸汤、炊（汤）水，即现代的白开水。古人认为，以多次煮沸者为佳。沸腾多次之后，水中的污浊之物或下沉，或上散，水质得到改善。热汤气轻扬，能清热散结，助阳气，通经泄热。未充分沸腾者，会损伤人的元气，产生腹胀。

【图注】a图绘一烧开水的锅和一人帮另一人洗澡。b图中，除烧开水的锅和一人帮另一人洗澡外，还有两人正用开水烫刚杀之死猪，以示所用为沸水。c图则为一人正在烧水。

生熟汤

以新汲水、百沸汤合一盏，和匀，故曰"生熟"，今人谓之"阴阳水"。

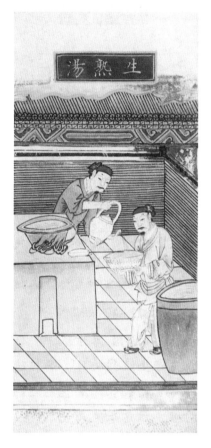

图1-9　生熟汤

【点评】生熟汤，是将生冷水和沸水各取一半混合均匀而成。古人认为，生熟汤具有调中消食的作用。

【图注】图中二人，一人手捧半盆生冷水，另一人取刚刚烧开的沸水，倒入冷水之中。

菊潭水

山涧两岸有天生甘菊花，其下流泉是也。

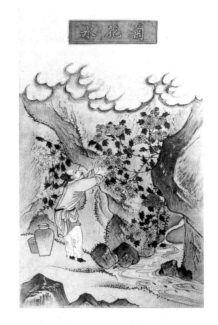

图1-10　菊花水

【点评】菊潭水处，菊花飘落于水中，使菊花之下的泉水溶解了部分菊花的成分，产生清利头目，解热除烦的功效。

【图注】图中可见有流经长满菊花之处的山泉水，一人手作捧菊花状，身边有两罐，示意采集菊花水。

浆水

浆酢①也。炊粟米热，投冷水中，浸五六日，味酢，生白花，色类浆，故名。若浸至败者，害人。

---

①　酢(cù醋)："醋"的本字，此为酸浆水。味酢，即味酸。

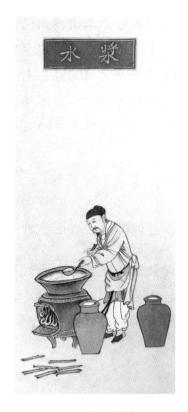

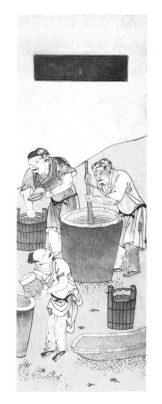

图 1-11a　浆水　　　　　　图 1-11b　浆水

【点评】古代浆水的制备方法为，将小米煮熟，趁热投入冷水之中，浸泡五六日，发酵至味酸，有白色物质产生。在发酵的过程中，浆水中产生了醋酸、乳酸、氨基酸等，能调中引气，开胃止渴，解烦去睡，调理脏腑，利小便。

【图注】a 图中下方有两口大坛，一人从锅中将煮过的米汤舀入坛中。b 图一人正在舂米，一人在淘米，一人将煮好的米，倒入冷水缸中。

米泔水

即淘米汁也。

【点评】米泔水即淘米水，为淘米时第二次滤出的灰白色混浊液体，其中含有少量淀粉和维生素等。米泔水在现代中药炮制中仍较常用。大量生产时常用 2kg 米粉加水 100kg，充分搅拌来代替米泔水使用。常用米泔水制的药材有苍术、白术等。米泔水起吸附药物中油脂，降低药物燥性，增强补脾和中功效的作用。

缫丝①汤

以瓷瓶收，密封，埋净土地中，任经数年，久而愈妙。

【点评】煮熟蚕茧抽制生丝时的汤为缫丝汤。古人认为缫丝汤经长时间埋藏于地下功效更好。主要用于治疗消渴之症，因其能泻膀胱中相火，引阴水上潮于口，而不渴也。

---

① 缫(sāo 骚)丝：煮熟蚕茧抽制成生丝。

火部

【点评】古代药物炮制时，十分注重火候的掌控，认为不同的火源可提供不同程度的热力。主要有桑柴火、炭火、芦火、竹火等。现代中药炮制常用煤气、天然气、煤油等燃料提供热力，或以电力加热，热力的大小极易调节。

桑柴火

凡一切补药诸膏，宜此火煎之。

【点评】古人认为，桑柴火火力稳定持久，适合需要长时间加热的蒸、煮等炮制，适用于各种补药膏滋的煎煮和熬制。

炭火

栎①炭火，宜煅炼一切金石药；烰②炭火，宜烹煎焙炙百药丸散。

【点评】古人认为，栎树所制木炭的炭火燃烧温度较高，可用于煅、煨等炮制；烰炭为木柴经过燃烧后剩下的块状物，经闭熄

① 栎(lì力)：木名，即柞树。
② 烰(fú福)：热气上升。

后而成，烰炭火火力温和而持久，适用于制备各种丸散。

芦火竹火

宜煎一切滋补药。凡服汤药，虽品物专精，修治如法，而煎药者卤莽造次，水火不良，火候失度，则药亦无功。观夫茶味之美恶，饭味之甘馇①，皆系于水火烹饪之得失，即可推矣。是以煎药须用小心老成人，以深罐密封，新水活火，先武后文②，如法服之，未有不效者。火用陈芦枯竹，取其不强，不损药力也。

【点评】古人认为，煎药如同烹饪美食一般，煎出的汤药是否有效与火力的掌控密切相关，通常先武火煎沸，再文火慢熬，才能最好的保障疗效。陈芦枯竹火力不强，易于调节火候，不损药力，常用于中药的煎煮。

灯火

凡灯，惟胡麻油、苏子油燃者，能明目治病。其诸鱼油、诸禽兽油、诸菜子油、棉花子油、桐油、豆油、石脑油、诸灯油，皆能损目，亦不治病也。

【点评】古人认为，灯火通常用胡麻油或苏子油点燃而得，具有明目治病的功效，其他如动物油、菜籽油、棉花籽油等点燃的灯火，对眼睛有害，不可用。

---

① 馇(ài 爱)：饭臭，不好吃。
② 先武后文：先急火后慢火。

土部

【点评】土为中药炮制常用的固体辅料之一，如灶心土（伏龙肝）、黄土等。药物加土共制后，刺激性常可减低，疗效得到增强。

黄土

三尺以上曰"粪"，三尺以下曰"土"。凡用当去上恶物，勿令入客水①。

【点评】黄土是传统的常用中药炮制固体辅料之一，主要用于土炒法。土炒可将土类辅料中的微量元素引入药物中，从而增强药物的功效。土炒法还能吸附药物所含的部分油脂，缓和燥性，增强药物健脾止泻的作用。此外黄土本身具有较好的解毒功效，因此，黄土炒制可以降低某些毒性中药的毒副作用。黄土当取洁净者，去除杂质后使用。常用土制的药材有白术、当归、山药等。

---

① 客水：外来的水。

东壁土

此屋之东壁上土尔。当取东壁之东边，谓常先见日光，刮取用之。

【点评】东壁土又名陈壁土，现代研究认为，因其常受太阳暴晒，碱性物质含量较黄土更高。以东壁土作为土炒法的辅料，与黄土相比，能起到部分中和胃酸的作用，增强药物和胃健脾的功效。

【图注】图中红日示意东墙朝阳，一人持铲，刮取墙壁之浮土，左下有一带盖盛土小罐。

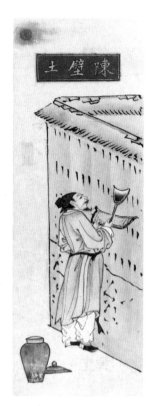

图3-1　陈壁土

伏龙肝

凡使，勿误用灶下土。其伏龙肝是十年已来①灶额内火气积久自结如赤色石，中黄，其形貌八棱，取得后细研，以滑石水飞过两遍，令干，用熟绢裹却，取子时安于旧额内一伏时②，重研了用。

【点评】伏龙肝为土炒所用的传统中药炮制固体辅料之一，为烧柴草之灶的灶心土。灶心土经较长时间的火烧，其中有机质及水分等含量极低，所以较为洁净，又因经长期反复高温煅烧，主要含硅酸盐、钙盐及多种碱性氧化物，能中和胃酸，起温中和胃的作用。与药物共制后可降低药物的刺激性，增强疗效。因较为

---

① 已来：大约，左右。
② 一伏时：一个时辰，相当于2小时。

稀缺，现常用黄土、赤石脂等代替。

【图注】a 图中四人，右上一人在灶边取土，右下二人，一人持杵研磨，一人用水淘洗，左有一人亦在研磨药品，图中还有水桶、带盖盛器及取土之铲子。b 图中一人正在掏取灶心之土，图中有"竈额上土"四字。

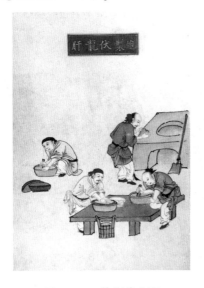
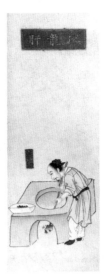

图 3-2a　炮制伏龙肝　　　　图 3-2b　伏龙肝

墨

陈久而料精者入药，新而粗者不堪。

【点评】以墨入药或作为炮制辅料现已较少见。现江西樟树的樟帮炮制胆南星时加有香墨，为松烟墨。古人制墨时，中药常作为辅料加入，称为以药制墨。而中药炮制时，又常加入墨，称为以墨制药。以墨制药，除取墨之药性外，或与以药制墨时所用的药有关。松烟墨的制作经砍伐松枝、烧烟、筛烟、熔胶、杵捣、锤炼等步骤而成。

【图注】a 图中可见火炉正在烧烟，通过管道将烟导入甕中，炉旁有待添加的中药，一人正在将制得的松烟墨扫入竹筛之中；

图中还可见备用的炉灶和中药。b 图中五人，左上一人熔胶，右下二人杵捣，中间一人锤炼，右上一人造型，旁边有正在烧烟的炉灶和已造好的成品墨砖；锤炼的长桌上，还能见到长板和大木刮，用于把墨制成表面平整的大块，以便切成小块砖墨。

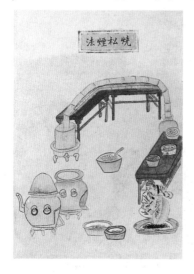

图 3-3a　烧松烟法制墨

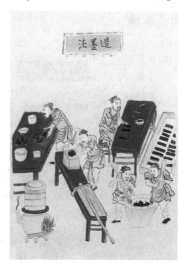

图 3-3b　造墨法

百草霜

此乃灶额及烟炉中墨烟也。其质轻细故谓之"霜"，山庄人家者良。

【点评】百草霜为稻草、麦秸、杂草等燃烧后附于锅底或烟囱内的黑色烟灰。将灶突或烟囱内的黑灰，轻轻刮下，用细筛筛去杂质即得。其主要成分为硅酸、氧化铁、氧化铝、氧化镁、氧化钙等。

【图注】图中一人正在扫锅底之黑灰。

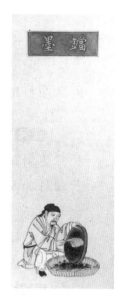

图 3-4　铛墨

梁上尘

须去烟火远，高堂殿上者，拂下，筛用之。一云：凡用倒挂尘，烧令烟尽，筛取末入药。雷氏所说，似是梁上灰尘，今人不见用。

【点评】古人取房梁上的灰尘，扫下，过筛入药，现已较少使用。

【图注】图中一人正在扫取高屋梁上之尘土。

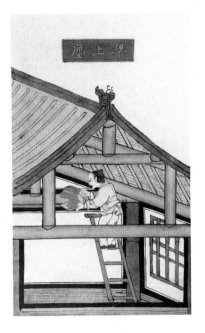

图3-5　梁上尘

金部

【点评】金部收载药物，多为金属元素及其盐，涉及金、银、铜、铁、铅等，均难溶于水，成盐后或有极其微量的部分溶于水中，发挥疗效。究其炮制方法，铜类常须火煅水（醋）淬；铅类多有毒，常与醋反应成盐，或捣细漂洗；铁类取其锈入药。

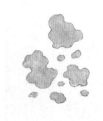

金生州信

金银铜铁

凡使，只可浑①安在药中，借气生药力而已。勿入药服，能消人脂。

【点评】古人不建议将纯金属金、银、铜、铁直接入药服用。现在的金（Au）、银（Ag）多直接锤成薄片，做金箔、银箔为丸剂挂衣用。铜、铁多经煅淬，生成碳酸铜（$CuCO_3$）或氧化铁（Fe_2O_3）。

---

① 浑：完整，整个。

图4-1a 信州生金

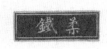

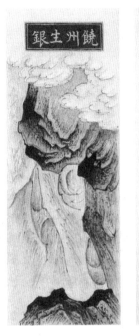

图4-1b 饶州生银　　　图4-1c 铜矿石　　　图4-1d 柔铁

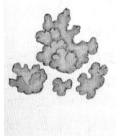

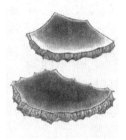

赤铜屑

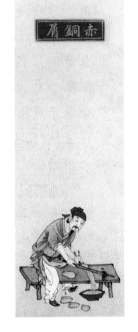

即打铜落下屑也，或以红铜火煅水淬，亦自落下。以水淘净，用好酒入砂锅内炒见火星，取研末用。

【点评】古人将赤铜屑以酒炒至见火星，再研粉入药。炮制过程产生了一定量的碳酸铜（$CuCO_3$），具有接骨散瘀的作用。

【图注】图中一人正在用铜块磨屑。

图4-2 赤铜屑

自然铜

生出铜处，方圆不定，色青黄如铜。凡使，用甘草汤煮一伏时，至明漉①出，摊令干，入臼中捣了，重筛过，以醋浸一宿，至明用六一混泥瓷盒子盛二升，文武火养三日夜，才干，用盖盖了。火煅两伏时，去土，研如粉用。凡修事五两，以醋两镒②为度。今人只以火煅醋淬七次，研细水飞过用。一云：制后半年方可入药，否则杀人。

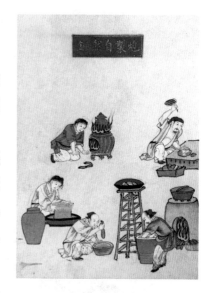

图4-3　炮制自然铜

【点评】古人对自然铜的炮制过程较为繁复，须经甘草汤煮、醋浸泡、文武火养，再煅烧，研粉入药。后略有简化，改为以火煅烧后即浸入醋中，反复七次，再研细水飞成粉。《中国药典》(2015版)煅自然铜方法与古时简化之后的方法基本相同，取净自然铜，照煅淬法煅至暗红，醋淬至表面呈黑褐色，光泽消失并酥松。自然铜煅淬之后，物理性质方面，质地变酥松，使有效成分易于煎出；化学成分方面，主要成分二硫化铁(FeS_2)转化为硫化亚铁(FeS)，并形成一定量的硫酸亚铁($FeSO_4$)，散瘀止痛的作用增强。

【图注】图中右上一人用铁锤砸碎自然铜，以便置于炉上煮之；右下一人从缸中漉出自然铜，放在高架上晾干；下方中间一人将自然铜入臼捣细；左边一人过筛，再予醋浸(旁边有蓝色醋瓷)；左上一人用火煅之。

---

① 漉(lù 路)：过滤，滤出。
② 镒：古代重量单位。现有不同说法，如一镒重二十两，重二十四两等。

铜青

生熟铜皆有青，则铜之精华，大者即空绿，以次空青也。铜青则是铜器上绿色者，淘洗用之。近时人以醋制铜生绿，取收晒干货之。

【点评】古人收集铜器表面的绿色铜锈为铜青，实为铜器表面经二氧化碳或醋酸作用而生成的绿色碱式碳酸铜[$Cu_2(OH)_2CO_3$]。现常将铜器置潮湿之处，或喷以醋液，至表面产生绿色铜锈时刮取。

图4-4 铜青

铅

凡用，以铁铫①熔化，泻瓦上，滤去渣脚，如此数次，收用。其黑锡灰则以铅沙取黑灰，白锡灰不入药。

【点评】古人将铅熔化去渣，是为了提高铅的纯度。古时铅(Pb)与锡(Sn)常不分，通常黑锡灰为铅，白锡灰为锡，此处注明以铅入药，而非锡。现常将铅去除灰屑，切片入药。

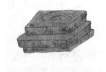

图4-5 铅

---

① 铫(diào 掉)：一种有柄有流，烧水或煎药用的小烹器。

铅霜

以铅打成钱，穿成串，瓦盆盛生醋，以串横盆中，离醋三寸，仍以瓦盆覆之，置阴处，候生霜刷下，仍合住。

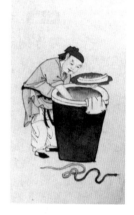

图4-6 铅霜

【点评】古人把铅打成钱状，是为了增加铅与醋发生反应时的接触面积，以生成更多的铅霜。铅霜的主要成分为醋酸铅(PbC_2O_4)。现多用一氧化铅(PbO)泡于醋酸之中，微微加热使之溶解，过滤，放冷后，析出醋酸铅结晶而制得铅霜。

【图注】图中一人从大缸(醋缸中放铅及水银合炼)中取出铅霜，放入托盘；缸上有布，缸旁有绳，表明平时缸上以布覆盖，用绳扎在缸沿，以防他物混入。

铅丹

即黄丹也。生铅一味，火煅，研成细末，水飞过用。今货者多以盐硝、砂石杂之。凡用，以水漂去硝盐，飞去砂石，澄干，微火炒紫色，地上去火毒，入药。

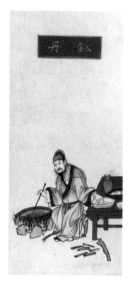

图4-7 铅丹

【点评】古人以火煅生铅，制得铅丹，主要成分为四氧化三铅(Pb_3O_4)，研细水飞成粉使用。铅丹中的杂质包括水溶性的盐硝和水不溶的砂石，使用前应当去除，再干燥，炒制成紫色入药。现代的制法为两步氧化法，先将铅氧化为PbO，再进一步氧化得到Pb_3O_4。具体工艺分两种，其一，将铅加白矾熔化，搅拌，过夜后取出冷凝，生成一氧化铅（PbO），研末纯化后，干燥，于铁锅内徐徐加热24小时，再研细过筛即得；其二，纯铅置铁锅中加热，炒动，使之氧化，研末，漂洗，分出细粉，再于铁锅内徐徐加热24小时，研细过筛即得。

【图注】图中一人用棒搅动锅中熔化之铅，并从案上取硫黄及消石投入同炼。

密陀僧

凡使，捣细，安瓷埚中，重纸袋盛柳蛀末焙之，次下东流水浸满，火煮一伏时，去柳末纸袋，取用。近人以煎银炉底代之，误矣。炉底能消炼一切衣帛，焉可服耶？如无真者勿用。制狼毒。

【点评】古人炮制密陀僧（PbO）时，捣细，加柳蛀末焙，再加水煮，可形成一氧化铅，为密陀僧药效的主要成分。以纸袋包住柳蛀末可防止密陀僧中混入杂质，但加柳蛀末的目的是为了吸附密陀僧中的其他杂质，还是催化铅的氧化反应，仍有待进一步研究。

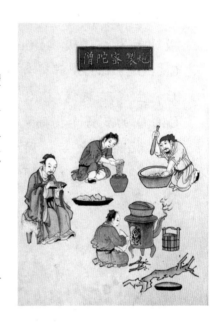

图4-8　炮制密陀僧

【图注】图中右上一人捣杆令细，左上一人将装有柳蛀末的纸袋入罐，右下一人烧火煮药，左下一人端坐拨弄盘中之药。

古文钱

周秦汉五代者方可用。以火煅微红，淬醋中六七次用，入目者磨用，入散者用胡桃研成粉。

【点评】周秦汉五代时，文钱通常采用"即山铸钱"的方式，直接用冶炼的青铜（铜铅锡合金）铸币，铜的含量较高。历经千年，古文钱表面在空气中氧气、二氧化碳和水的作用下，生成绿色碱式碳酸铜 $[Cu_2(OH)_2CO_3]$，火煅使 $Cu_2(OH)_2CO_3$ 分解得到氧化铜（CuO），醋淬之后，生成醋酸铜（CuC_2O_4）。反复多次，可使 CuC_2O_4 的获得率提高。古文钱中少量的铅，经历火煅醋淬之后，同时生成少量的醋酸铅（PbC_2O_4）。隋代铸钱开始和蜡，因此不可入药。现已罕见古文钱药用。

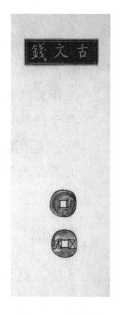

图4-9 古文钱

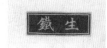

铁

畏磁石、火炭、皂荚、猪犬脂、乳香、朴硝、硇砂、盐、卤、荔枝，制石亭脂毒。凡诸草木药皆忌铁器，而补肾药尤忌之，否则反消肝肾。

【点评】铁（Fe）与多种药材存在配伍禁忌，遇硫可发生化学反应生成硫化亚铁（FeS），从而制约石亭脂（主要含硫）的毒性。古人认为植物来源的中药忌铁，因铁与植物类中药中的化学成分易发生反应，影响药物疗效。现中药仍忌

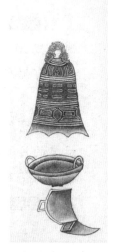

图4-10 生铁

用铁器煎煮；地黄等药物在切制与炮制时，不可用铁刀、铁锅。

【图注】图中的钟、锅、犁头均可以用生铁制作。

铁锈

此铁上赤衣也。刮下用。

【点评】铁锈为铁在空气中氧气和水分的作用下生成的红色的氧化铁水合物($Fe_2O_3 \cdot nH_2O$)。古今采收加工方法一致，均为从生锈的铁上直接刮取。

石部

【点评】石部收载药物即今之矿物药，根据西医学观点，矿物药中通常以阳离子起主要药效作用。难溶于水的矿物药，多个品种采用火煅醋淬或水飞的方法进行炮制，旨在使药物利于粉碎，杂质尽量降低；部分品种还采用了加入其他药物共同煎煮，以除去杂质阳离子的方法。易溶于水的矿物药，则常反复采用水溶解，再澄清的方法使之得以净化。

丹砂

即朱砂也，有数种。硫砂如拳许大，或重一镒，有十四面，面如镜，若遇阴沉天雨，即镜面上有红浆汁出。有梅柏砂，如梅子许大，夜有光生，照见一室；有白庭砂，如帝珠子许大，面上有小星现；有神座砂，又有金座砂、玉座砂，不经丹灶，服之而自延寿命；次有辰锦砂、芙蓉砂、箭镞砂，以上九种，皆可入药用。丹砂入药，只宜

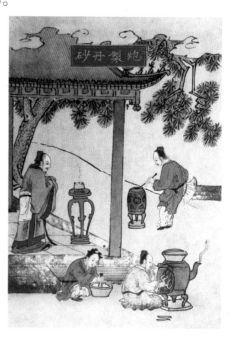

图5-1 炮制丹砂

生用，慎勿升炼，一经火炼，饵之杀人。研须万遍，要若轻尘，以磁石吸去铁气。恶磁石，畏盐水、车前、石韦、皂荚、决明、瞿麦、南星、乌头、地榆、桑椹、紫河车、地丁、马鞭草、地骨皮、阴地厥、白附子，忌诸血。

【点评】丹砂即朱砂，主要含硫化汞(HgS)。炮制不可遇火，火炼时硫化汞分解析出剧毒的汞(Hg)。《中国药典》(2015版)一部朱砂项下采收加工方法为"采挖后，选取纯净者，用磁铁吸净含铁的杂质，再用水淘去杂石和泥沙"。饮片朱砂粉项下炮制方法为"取朱砂，用磁铁吸去铁屑，或照水飞法水飞，晾干或40℃以下干燥"，与古时"研须万遍，要若轻尘，以磁石吸去铁气"相符，说明古今炮制方法基本一致。

【图注】图中左边一人虔诚祭拜，祈求平安，说明炮制过程较为危险。下方左一人研磨，右一人以水和甘草等药材煮制丹砂，左上一人以棒拨弄鼎炉中之物。

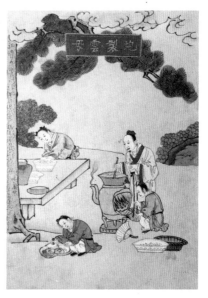

图5-2　炮制云母

云母

凡使，色黄黑者、厚而顽赤色者、经妇人手把者，并不中用。须要光莹如冰色者为上。凡修事一斤，先用小地胆草、紫背天葵、生甘草、地黄汁各一镒，干者细剉，湿者取汁了，于瓷埚中安云母于诸药了，下天池水三镒，着火煮，煮一日夜，水火勿令失度，其云母自然成碧玉浆在埚底，却以天池水①猛投其中，将物搅之，浮如埚涎者即去之，如此三度，淘净了，取沉香一两捣作末，以天池水煎沉香汤三升已来，分为三度，再淘云母浆了，日中晒，任用之。泽泻为之使，恶徐长卿、羊血，畏鮀②甲、矾石、东流水、百草上露、茅屋漏水，制汞，伏丹砂。

【点评】古人认为云母以光莹如冰色者，即白云母为佳。炮制工序较为复杂，炮制辅料为小地胆草、紫背天葵、生甘草、地黄汁及沉香末。云母为主要含铝钾的硅酸盐 $[KAl_2(AlSi_3O_{10})(OH)_2]$ ，经古法炮制之后，云母中微量的镁、铁、锰、铬等金属元素与炮制辅料中的化学成分可能存在络合反应，得以去除，使云母的纯净度有所提高。现云母的炮制方法大为简化，炮制品主要有三种：云母、煅云母、醋云母。取云母原药材，除去杂质，洗净，干燥，撕成薄片或碾成粉末，是为云母；取净云母，置适宜的容器内，用无烟武火加热煅至红透，取出，放凉，打碎或研粉，是为煅云母；取净云母，置耐火容器内，用无烟武火加热煅至红透，以醋淬，取出，干燥，用时捣碎，是为醋云母。

【图注】图中四人，站立长者拨弄锅中煮制之云母，右下一童子在烧火，另石桌旁一童子在摆弄云母，左下一童子在刮除云母表面的杂石。

石钟乳

凡使，勿用头粗厚并尾大者，为孔公石，不用。色黑及经大火惊过，并久在地上收者，曾经药物制者，并不得用。须要鲜明薄而有光润者，似鹅翎筒子为上，有长五六寸者。凡修事法，以五香水煮过一伏时，然后漉出，又别用甘草、紫背天葵汁渍，再煮一伏时，凡八两

---

① 天池水：通常认为是从高山顶所取之水。

② 鮀(tuó 驼)：鱼名。

钟乳，用沉香、零陵、藿香、甘松、白茅等各一两，以水先煮过一度了，第二度方用甘草等二味各二两再煮了，漉出拭干，缓火烘之。然后入臼杵如粉，筛过，却入钵中，令有力少壮者三两人不住研三日夜勿歇，然后用水飞澄了，以绢笼之，于日中晒令干，又入钵中研两万遍后，以瓷盒子收贮用之。蛇床为之使，恶牡丹、玄石、牡蒙、人参、二术，忌羊血，畏紫石英、蘘草、韭实、独蒜、胡葱、胡荽、麦门冬、猫儿眼草。

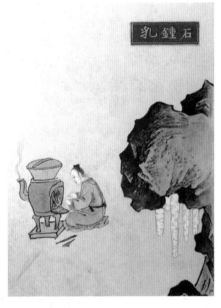

图5-3a　石钟乳

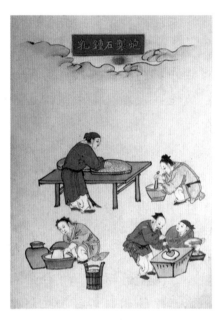

图5-3b　炮制石钟乳

【点评】石钟乳，现通常称为钟乳石，古人认为以鲜明薄而有光润者，即杂质较少者为佳。炮制工序较为复杂，炮制辅料为五香水(沉香、零陵香、藿香、甘松、白茅)及甘草、紫背天葵汁。经辅料煮制后，滤出，小火烘干，研细，水飞，再次研细，成为极细的粉末。由此可见古时对钟乳石入药时的细度具有较高的要求。钟乳石主要含碳酸钙(Ca_2CO_3)，五香水煮制可增强钟乳石

---

① 钵：此为乳钵，研细药物的用器，形如臼而小。

温肺助阳的作用。极细的粉末状，使钟乳石在服用后能迅速地与胃酸反应，发挥疗效。现钟乳石的炮制方法大为简化，炮制品主要有三种：钟乳石、煅钟乳石、醋淬钟乳石。取钟乳石原药材，除去杂质，洗净，干燥，捣成碎块或碾成粉末，是为钟乳石；取净钟乳石，砸成小块，置耐火容器内，用无烟武火煅烧至红透时，取出，放凉，捣成碎块或碾成细粉，是为煅钟乳石；取净钟乳石，装入罐内，置无烟武火煅烧至红透，趁热倾入醋中淬透，冷后研碎，是为醋淬钟乳石。

【图注】a 图中一人烧火煮药。b 图中五人，右下一人在大石臼中捣药，另一人在旁筛药，右上一人研药，左下一人淘洗药，左上一人在竹匾中摊晒石钟乳，背景为红日，示意晒干。

矾石

生用解毒，煅用生肌。甘草为之使，恶牡蛎，畏麻黄、红心灰藋。

【点评】矾石，即今之白矾。为硫酸盐类矿物明矾石经加工提炼制成，主要含含水硫酸铝钾[$KAl(SiO_4)_2 \cdot 12H_2O$]。《中国药典》（2015 版）一部白矾饮片项下记载 2 种炮制品："白矾，除去杂质。用时捣碎。""枯矾，取净白矾，照明煅法煅至松脆。"白矾生品有效成分为含水硫酸铝钾，具有解毒功效；白矾煅至 200℃时失去结晶水，成为枯矾[$KAl(SiO_4)_2$]后吸水、收敛、防腐、抑菌及对蛋白的凝固作用增强，具有生肌

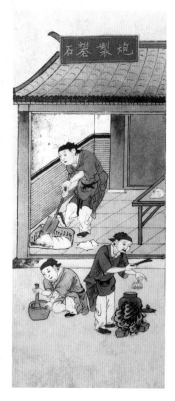

图 5-4 炮制矾石

功效。

【图注】图中三人，右下一人用罐煅矾石，其左手持矾石，右手持火钳；左下一人再加研磨；屋内一人在掘坑，以便用纸包裹矾石放置坑中一宿。

芒硝

水飞过，用五重纸滴过去脚，于铛^①中干之，方入乳钵研如粉，任用。芒硝是朴硝中炼出，形似麦芒者，号曰"芒硝"。火为之使，恶苦参、苦菜，畏女菀、杏仁、竹叶。

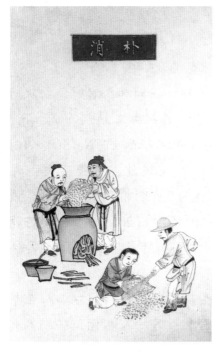 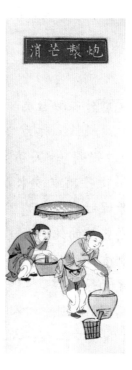

图 5 - 5a　朴硝　　　　　图 5 - 5b　炮制芒硝

---

① 铛（chēng 撑）：底平而浅的铁锅。

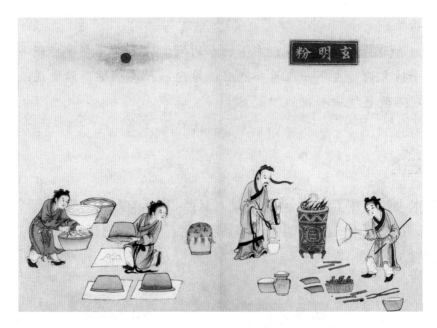

图5-5c 修治玄明粉

【点评】硫酸盐类矿物芒硝族芒硝加水溶解，初次析出的结晶通常纯度较低，称为"朴硝"。再经加工精制而成，因形似麦芒，故称为"芒硝"。芒硝主要含含水硫酸钠（$Na_2SO_4 \cdot 10H_2O$）。古人将矿物芒硝以萝卜汁煮，多重过滤，除去杂质，再析出结晶体，干燥脱水，研成粉，称为"玄明粉"（Na_2SO_4）。该法可更好地提高芒硝的纯净度。《中国药典》（2015版）一部芒硝饮片项下的炮制方法为"除去杂质，生用捣碎或炒研"，"玄明粉"为"芒硝经风化干燥制得"。

【图注】a图中四人，左二人在煮朴硝，右二人在集拢炼成的朴硝。b图中二人一人在研磨，另一人在倾倒芒硝入瓮，旁有一带把木桶，上方有一扁平锅，下有炭火，锅中有熬干之硝。c图中右半页二人一人用火钳夹持装药之罐，右一人在扇火，炉中已有一罐药物，地上放有火钳、盛器、覆盖煅罐所用的瓦片等物；左半页两儿童将盆盂所盛之物倾覆于纸垫子上晾晒。

滑石

以刀刮去浮面黄者，研如粉，以牡丹皮同煮一伏时，除去牡丹皮，取滑石用东流水淘飞去下脚七次，于日中晒干方用。白如凝脂软滑者良。石韦为之使，恶曾青，制雄黄。

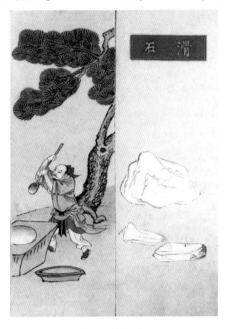

图 5-6a 滑石

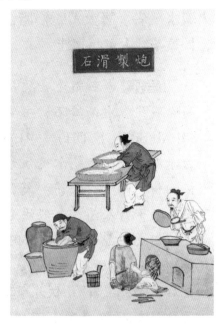

图 5-6b 炮制滑石

【点评】滑石为硅酸盐类矿物滑石族滑石，主要含含水硅酸镁 $[Mg_3(Si_4O_{10})(OH)_2]$。古人认为，滑石表面黄色的部分不堪用，当刮除，因黄色部分的杂质含量较高。滑石研粉后，与牡丹皮同煮 2 个小时，以增强其清热散结的作用。再用东流水淘去杂质，晒干，入药。《中国药典》(2015 版) 一部滑石项下采收加工方法为"采挖后，除去泥沙和杂石"。饮片项下炮制方法为"除去杂石，洗净，砸成碎块，粉碎成细粉，或照水飞法水飞，晾干"。

【图注】a 图中一人正在春捣滑石。b 图中四人，右下一人煮炼滑石，中下一人烧火，左下一人在大缸中淘洗，中上一人用竹匾摊晒滑石。

赤石脂

研如粉，新汲水飞过三度，晒干用，亦有火煅水飞者。恶大黄、松脂，畏芫花、豉汁，畏黄芩、大黄、官桂。

【点评】赤石脂为硅酸盐类矿物多水高岭石族多水高岭石，主要含四水硅酸铝$[Al(Si_3O_{10})(OH)_8 \cdot 4H_2O]$。古人认为赤石脂应研粉，水飞法水飞多次，成极细粉，晒干，入药；或火煅之后再水飞，晒干，入药。火煅法炮制可使四水硅酸铝失去结晶水。《中国药典》(2015版)一部赤石脂项下采收加工方法为"采挖后，除去杂石"。饮片项下的炮制品有两种：赤石脂和煅赤石脂。除去杂质，打碎或研细粉者，是为赤石脂；取赤石脂细粉，用醋调匀，搓条，切段，干燥，照明煅法煅至红透，用时捣碎，是为煅赤石脂。

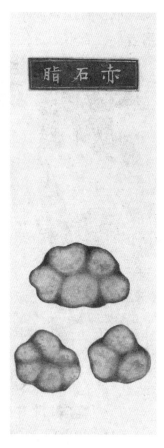

图5-7　赤石脂

白石英

可煮汁用。张仲景只令哎咀①，不为细末。恶
马目毒公。

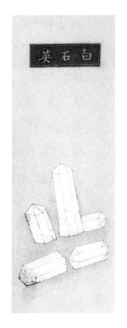

图5-8 白石英

【点评】古人认为，白石英入药无须研成细
粉，加工成碎块即可，用于煎剂。现白石英为
生用或煅淬后使用。生用时，取原药材，除去
杂质，洗净，干燥，研碎或捣碎；煅白石英方
法为，取净白石英，捣成小块，置适宜的容器
内，用无烟武火加热，煅至红透，取出后立即
倒入醋内淬酥，捞出，干燥，碾碎成粗粉。

紫石英

煮汁用，或火烧醋淬，为末，傅毒。长石
为之使。得茯苓、人参、芍药，主心中结气；
得天雄、菖蒲，主霍乱②。恶鮀甲、黄连、麦
句姜，畏扁青、附子及酒。

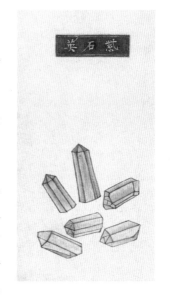

图5-9 紫石英

【点评】古人认为，紫石英入煎剂，生
用，或煅烧后以醋淬，粉碎后使用。并认
为，以火煅醋淬能降低紫石英的毒性。紫
石英为氟化物类矿物萤石族萤石，主要含
氟化钙(CaF_2)。经火煅醋淬之后，紫石英

---

① 哎咀(fǔ jǔ府举)：咀嚼，引申为将药物切碎。

② 霍乱：病名。以起病突然，大吐大泻，烦闷不舒为特征。与西医学的霍乱不同。

更易粉碎，煎煮时钙的溶出增多，而氟的溶出变化不大，即相对溶出量有所减少。古今炮制方法基本一致。《中国药典》(2015版)一部紫石英项下采收加工方法为"采挖后，除去杂石"。饮片项下的炮制品有两种：紫石英和煅紫石英。生用时，除去杂石，砸成碎块，得紫石英饮片；煅紫石英方法为，取净紫石英块，照煅淬法煅透，醋淬。

炉甘石

以炭火煅红，童便淬七次，水洗净，研粉，水飞过，晒用。

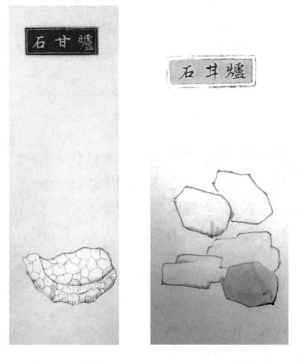

图5-10a 炉甘石　　图5-10b 炉甘石

【点评】古人认为，炉甘石应煅至红透，以童便淬，反复七次，再洗净研粉；水飞法水飞成细粉，晒干后使用。童便淬可能与解毒有关，现炉甘石的炮制已很少有这一环节。炉甘石一般不生用，多煅淬水飞后作外敷剂使用。煅烧之后，生炉甘石的主要成分碳酸锌($ZnCO_3$)转化为氧化锌(ZnO)。水飞之后，炉甘石质地洁净细腻，不良反应减少。一方面，炉甘石中氧化锌含量越高、粒径越小，抑菌活性越强；另一方面，炉甘石煅淬水飞可大幅减少铅溶出物的含量，安全性提高。《中国药典》(2015版)一部炉甘石项下采收加工方法为"采挖后，洗净，晒干，除去杂石"。饮片项下煅炉甘石的炮制方法为"取净炉甘石，照明煅法煅至红透，再照水飞法水飞，干燥"。

绿矾

火煅通红，淬入米醋中，烘干，研如飞粉。畏醋。

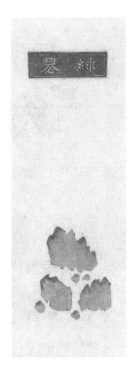

【点评】天然绿矾主要含七水硫酸亚铁($FeSO_4 \cdot 7H_2O$)，还含有少量的铜、钙、镁等的化合物。古人认为，绿矾应煅至红透，以米醋淬，烘干之后研成细粉，细度应当与水飞法所得粉末相当。绿矾畏醋。经充分煅烧后，绿矾的结晶水丢失，并形成Fe_2O_3。醋制可使绿矾强烈的酸涩性味大部分消失，从而减轻对舌喉部黏膜的刺激性。同时，醋制后药材脆性增强，易于研成细粉，利于人体的吸收。现行的炮制方法与古法基本一致。取净绿矾，用明煅法煅至红透，趁热用醋淬透。每绿矾

图5-11 绿矾

100kg用醋30kg。也有取净绿矾与醋同放铁锅内，置炉火上烧煅，待绿矾熔化时，用竹片搅匀，使矾、醋充分混合，再煅至全部呈绛色为度，取出，放凉，研粉。每绿矾100kg用醋25kg。

雄黄

取透明色鲜红质嫩者，研如飞尘，水飞数次。畏南星、地黄、莴苣、地榆、黄芩、白芷、当归、地锦、苦参、五加皮、紫河车、五叶藤、鹅肠草、鸡肠草、鹅不食草、圆桑叶、猬脂。

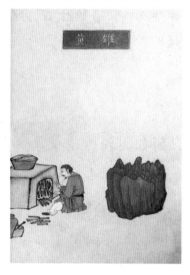

图 5-12a　雄黄

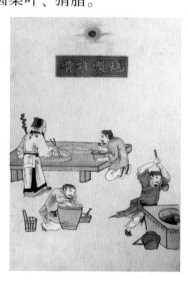

图 5-12b　炮制雄黄

【点评】雄黄为硫化物类矿物雄黄族雄黄，主要含二硫化二砷（As_2S_2）。雄黄的商品常分为雄黄、明雄、烧雄等规格，其中明雄又名雄精，色鲜红，半透明，为杂质较少者。古人认为，应取杂质较少的明雄为炮制原料，研成极细粉，反复水飞。目的是尽可能的去除其中所含的有毒成分砒霜（As_2O_3）。此处取水飞之法，可保证炮制加工过程中雄黄不经过高温，避免了 As_2S_2 在高温下生成 As_2O_3 和 SO_2。《中国药典》（2015 版）一部雄黄项下采收加工方法为"采挖后，除去杂质"。饮片项下雄黄粉的炮制方法为"取雄黄照水飞法水飞，晾干"，与古法基本一致。

【图注】a 图中一人烧火煮雄黄。b 图中四人，右下一人舂捣雄黄，左下一人用水飞澄研磨后的雄黄，右上一人在案上再研磨，另左上有一人用长筷将筐箩中的雄黄摊开。背景为红日，示意晒干。

石硫黄

研如飞尘，用以杀虫行血。曾青、石亭脂为之使，畏细辛、朴硝、铁、醋、黑锡、猪肉、鸭汁、余甘子、桑灰、益母、天盐①、车前、黄柏、石韦、荞麦、独帚、地骨皮、地榆、蛇床、蓖麻、菟丝、蚕砂、紫河、波棱、桑白皮、马鞭草。

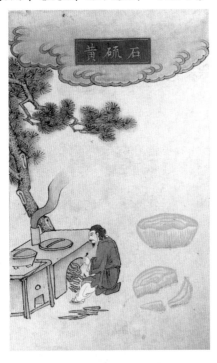
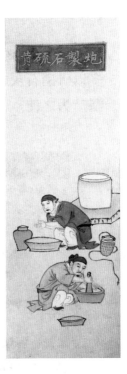

图 5-13a 石硫黄　　　　　　图 5-13b 炮制石硫黄

【点评】石硫黄即硫黄，为自然元素类矿物硫族自然硫（S）。硫黄体轻，质松，易碎，因此古法炮制中无须经过煅淬之类的工

———————————
① 天盐：盐麸子的别名。

艺，直接研成极细粉即可。《中国药典》（2015版）一部硫黄项下采收加工方法为"采挖后，加热溶化，除去杂质；或用含硫矿物经加工制得"。饮片项下硫黄的炮制方法为"除去杂质，敲成碎块"。药典还收载制硫黄，"取净硫黄块，与豆腐同煮，至豆腐显黑绿色时，取出，漂净，阴干。每100kg硫黄用豆腐200kg"。

【图注】a图中一人烧火煮硫黄，身后有大块的硫黄。b图中二人，下方一人研磨硫黄，上方一人在井边汲水洗硫黄，身后有汲水罐，身旁有瓮。

食盐

凡盐，多以矾硝石灰之类杂之，入药须用水化，澄去脚滓，煎炼白色乃良。漏芦为之使。

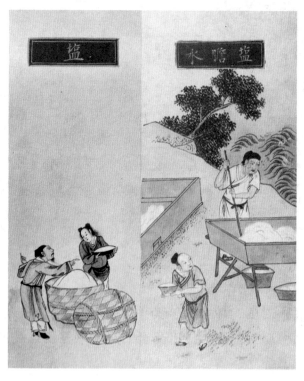

图5-14a　盐

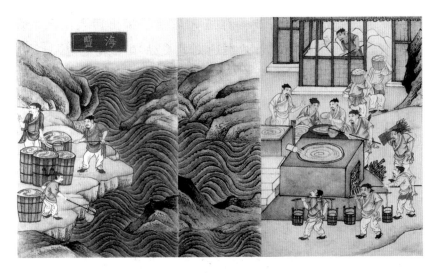

图 5 – 14b　海盐

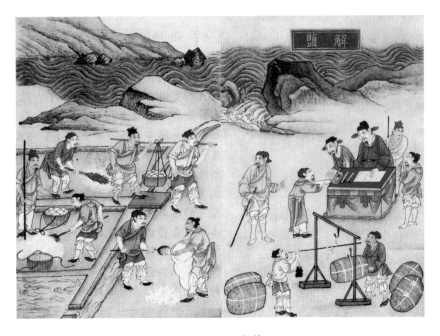

图 5 – 14c　解盐

【点评】食盐主要成分为氯化钠(NaCl)。古代食盐包括井盐、海盐(解盐)，制盐工艺有海水直接晒干(海盐)、盐井水或海水煮炼(解盐)。由于井盐、海盐含较多杂质，通常入药时用水溶解，澄清，去除沉淀杂质，再煎煮炼制，析出白色结晶。《中国药典》(2015版)四部附录炮制通则盐炙法项下规定炮制所用盐水为"用食盐，应先加适量水溶解后，滤过，备用"，也是以去除不可溶性杂质为目的。

【图注】a图中左半页一成人正指挥一童子取盐；右半页上方一人拨弄摊晒的盐，下方一人将已晒好的盐端走。b图中左半页三人在取海水于大桶中。右半页展示了从海水到海盐的全过程，图中十一人，二人挑海水，一人在蓄水池中用小桶舀起海水，一人将小桶中的海水倾入小锅，一人将大锅中已初步浓缩的海水舀入小锅中，一人用瓢搅动小锅，将海盐舀出，一人烧火，一人添柴，二人将制好的海盐搬入库房，库房中还有一人用铲将海盐堆起；图中锅上方的海水蓄水池，正源源不断的将海水导入大锅中，大锅旁边是两口小锅，似为逐级浓缩海水以便析出海盐而用。c图为山西解盐，解池边开渠将盐水引入盐田，左半页为收取盐田之盐的场景，右半页为官府收盐的场景。

水银

凡使，草中取者并旧朱漆中者、经别药制过者、在尸过者、半生半死者，俱勿用。在朱砂中产出者，其色微红，收得后用芦葫收，免遗失。先以紫背天葵并夜交藤自然汁二味同煮一伏时，其毒自退。若修十两，用前两味汁各七镒，和合，煮足为度。畏磁石、砒石、黑铅、硫黄、大枣、蜀椒、紫河车、松脂、松叶、荷叶、谷精草、金星草、萱草、夏枯草、莨菪子、雁来红、马蹄香、独脚莲、水慈菇、瓦松、忍冬。

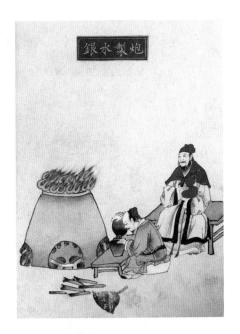

图5-15a　炮制水银

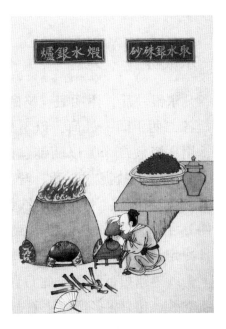

图5-15b　煅水银炉与取水银朱砂

【点评】古人认为水银当取品质较佳者，通常由朱砂炼制者较好。水银的主要成分为汞（Hg），呈液态，宜储存在葫芦之中，密闭储存，以防遗失。水银有毒，紫背天葵和夜交藤绞汁，与水银共煮2个小时，可降低水银的毒性。紫背天葵和夜交藤汁的用量各为水银重量的14倍。目前水银的炮制通常有三种方法：①铅制水银，取纯铅置容器内，加热熔化，用铁铲拨去上层黑渣，倒入水银，搅匀后倒出，放凉，研成细粉，每水银100kg用铅40kg；②硫黄制水银，将硫黄与水银同研成末；③杏仁或桃仁制水银，将水银与杏仁或桃仁等油性药物同研成末。

【图注】a图中煅水银炉底四面开洞，欲气达火盛，一人在将两罐之口上下相扣，上罐为朱砂、炭屑，下罐为水，两罐扣好后入炉煅烧；右有一老者，手持葫芦，端坐于凳上。b图与a图基本相同，但无老者部分，该处为炼制水银的原料朱砂和一瓷瓶置石桌之上。

水银粉

凡水银一斤,用明矾、焰硝、皂矾、食盐各二两,同一处研,以不见汞星为度,用乌瓷盒二个,以药铺盆内,上用一盆合定,以盐泥、石膏、蜜、醋调封盆口,勿令泄气,下盆底用铁钉三脚支住四五寸高,用炭火先文后武蒸半日,次日冷定,轻轻取起上盆,则轻粉尽腾其上,以鹅翎扫下听用。此乃真正轻粉,生肌立效。市肆①多搀寒水石、银母石、石膏,焉得有用乎?黄连、土茯苓、陈酱、黑铅、铁浆,可制其毒。

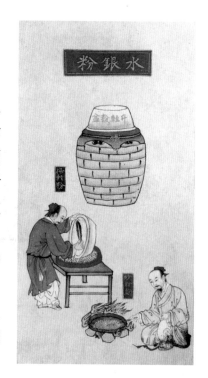

图 5－16 水银粉

【点评】水银粉即轻粉,主要含氯化汞($HgCl_2$)。制备方法为,水银约604g,用白矾、硝石、皂矾、食盐各75g,共同研磨,直至无液态水银残留。再密闭,用升华法炼制 $HgCl_2$ 结晶,即得轻粉。现代制药工业与古法类似,将硫酸汞15份与汞10份混合,使成为硫酸亚汞,加食盐3份,混合均匀,再升华即得,供外用。另有通过硫酸亚汞、硝酸、蒸馏水、食盐反应生成的氯化亚汞(Hg_2Cl_2)沉淀,不含 $HgCl_2$,可供内服。

【图注】图中上方有一大瓮,上覆一盆,盆上书“升轻粉盆”四字,盆下一铁器,上书“铁鏊”二字,铁鏊内以升华法炼制,使轻粉飞悬于盆上,其下小图左名“扫轻粉”;一人用鹅翎扫取轻粉,右下小图名为“炒粉曲”;一人用石块架上铁锅,烧火炒曲(即皂矾与盐的混合物)。

---

① 市肆:集市商店。

戎盐

即青盐，温水洗去尘土净，晒干入药。

【点评】戎盐即青盐，又名大青盐，主要含氯化钠（NaCl）。古今炮制方法一致，均较简单，以温水洗去杂质，晒干即可入药。

【图注】图以关隘为背景，示意戎盐出自边关之外，一人在山泉旁，脚下有一副担子，内盛有盐，示意盐出山泉。

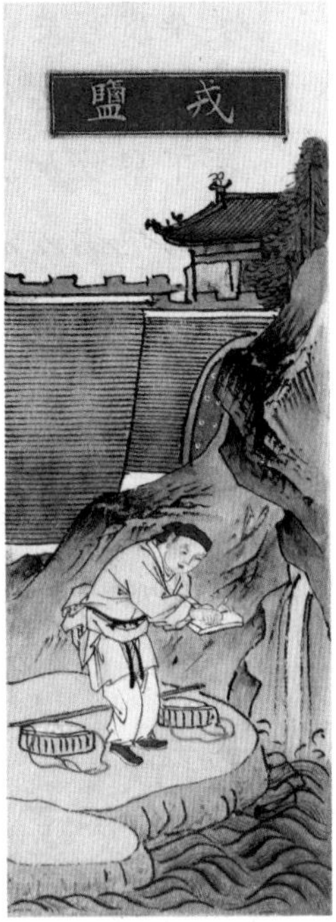

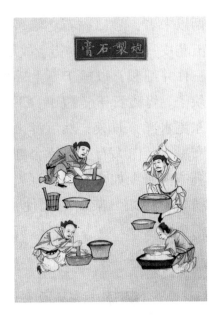

图 5-17　戎盐

石膏

雪白有墙壁者真，即市之寒水石也。石臼中捣成粉，以密绢罗过，生甘草水飞过了，水澄令干，重研用之。作散者煅熟，入煎剂半生半熟。鸡子为之使，畏铁，恶莽草、巴豆、马目毒公。

【点评】石膏主要含含水硫酸钙（$CaSO_4 \cdot 2H_2O$）。古人认为，在石臼中将石膏捣成粉，用绢布筛过，再用生甘草煎汤水飞成细粉，于水中沉淀，收集沉淀干燥，反复研磨至极细粉，入药。绢布筛过，目的是除去杂石泥沙；甘草煎汤水飞，与去除重金属离子

图 5-18　炮制石膏

类杂质有关。入散剂时，采用煅法，将石膏的结晶水去除，得酥松的熟石膏，现称煅石膏。《中国药典》(2015版)一部石膏项下采收加工方法为"采挖后，除去杂石及泥沙"。饮片项下石膏的炮制方法为"打碎，除去杂石，粉碎成粗粉"。无甘草水水飞的过程，且并不要求成极细粉，粗粉即可。《中国药典》煅石膏项下炮制方法为"取石膏，照明煅法煅至酥松"，与古法一致。

【图注】图中右上起，按顺时针方向，各行捣粉、筛箩、研磨、水飞工序。

磁石

欲验者，一斤磁石，四面只吸铁一斤者，此名延年沙；四面只吸得铁八两者，号曰续末石；四面只吸得五两以来者，号曰磁石。修事一斤，用五花皮一镒、地榆一镒、故绵十五两，三件并细剉，以捶于石上碎作二三十块子。将磁石于瓷瓶中，下草药，以东流水煮三日夜，然后漉出拭干，以布裹之，向大石上再捶令细了，却入乳钵中研细如尘，以水沉飞过了，又研如粉用之。柴胡为之使，杀铁毒，消金，恶牡丹、莽草，畏黄石脂，伏丹砂，养汞，去锅晕。

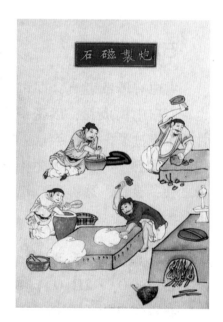

图5-19 炮制磁石

【点评】磁石主要含四氧化三铁(Fe_3O_4)。古时的炮制方法较为复杂，每16份磁石，加入炮制辅料五加皮20份、地榆20份、故绵(未知何物)15 份，将炮制辅料剉细。磁石捶碎，水煮三日夜，取出，吸干水分，再用布裹住，再次捶细，研磨水飞至极细粉。辅料的添加使磁石对肝肾的作用增强。《中国药典》(2015版)一部磁石项下采收加工方法为"采挖后，除去杂石"。饮片项下磁石的炮制方法为"除去杂质，砸碎"，未要求研细粉。《中国药典》还收载煅磁石，"取净磁石块，照煅淬法煅至红透，醋淬，碾成粗粉。每100kg 磁石，用醋 30kg"。

【图注】图中右上一人先将磁石锤成块，再加水煮(右下角炉灶正在煮物)，煮后由一人在大石上用布包磁石再砸，左上一人研磨，左下一人在水飞，飞后再研，左下方一研钵。

阳起石

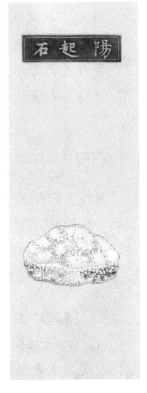

用火煅透红，研极细如面。桑螵蛸为之使，恶泽泻、雷丸、菌桂、石葵、蛇蜕皮，畏菟丝子，忌羊血。

【点评】阳起石主要成分为碱式硅酸镁钙 $[Ca_2Mg_5(Si_4O_{11})_2 \cdot (OH)_2]$。古时用煅法炮制，煅透之后，研极细粉入药。阳起石煅后质地较酥松，更易于粉碎，利于有效成分的溶出。目前的炮制方法有三种：①阳起石，直接碾碎或碾成细粉；②煅阳起石，取阳起石武火煅至红透，放冷，碾碎；③酒阳起石，阳起石煅至红透后，倒入黄酒中浸淬，取出晾干，碾碎，每阳起石 100kg 用黄酒 20kg。

图 5-20　阳起石

玛瑙

犬肉内煮之，火煅红，醋淬用。试玛瑙法，以研①木不热者为真。

【点评】古人认为玛瑙应置狗肉之内，煮过，再取出煅至红透，于醋中浸淬。现代所用炮制方法与古法不同，有三种：①玛瑙，水飞法研至极细粉，干燥；②煅玛瑙，将玛瑙煅至红透，晾凉；③豆腐制玛瑙，将豆腐铺在锅底，上放玛瑙块，再盖上豆腐，加水，煮制豆腐至蜂窝状时取出，研细。其中第三法与古法略有相似，古法为动物蛋白包裹而煮，今法以植物蛋白包裹而煮，可能与去除部分重金属离子有关。

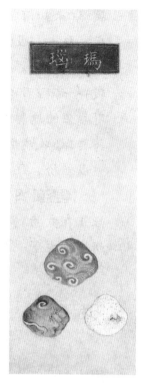

图5-21　玛瑙

石灰

凡使，用醋浸一宿，漉出待干，下火煅，令腥秽之气出，用瓶盛着，密盖放。令拭上灰令净，细研用。去锡晕，制三黄、硇砂、硝石。

【点评】石灰主要成分为氧化钙（CaO）。古法先以醋浸过夜，CaO与醋酸反应生成醋酸钙[$(CH_3COO)_2Ca$]，

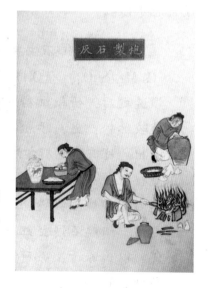

图5-22　炮制石灰

---

① 研（yà 亚）：碾。

收集醋酸钙，干燥，煅制，又分解成 CaO，以起净化作用。为防止 CaO 与空气中的 CO_2 发生反应生成 $CaCO_3$，应密闭保存。使用前，去除表面一层，目的是去掉表面少量的 $CaCO_3$ 或 $Ca(OH)_2$，再研细粉使用。今法常将石灰岩煅烧之后，得生石灰；经风化或水解后，得熟石灰。

【图注】图中三人，右上一人从瓮中取出用醋浸渍的石灰，中间一人架火煅制，左边一人在研磨。

砒霜

凡使，用小瓷瓶子盛后，入紫背天葵、石龙芮二味，三件便下火煅，从巳至申，便用甘草水浸，从申至子出，拭干入瓶盛，于火中煅，别研三万下，用之。一法：每砒霜一两，打碎，用明矾一两，为末，盖砒上，贮罐中，入明火一煅，以枯矾为度，砒之悍气随烟而去，驻形于矾中者，庶几无大毒，用之不伤也。用砒霜即用矾霜是也，似简便。畏绿豆、冷水。青盐、鹤顶草、硝石、蒜、水蓼、常山、益母、独帚、木律、菖蒲、三角酸、鹅不食草、波棱、苘苣，皆能伏砒。

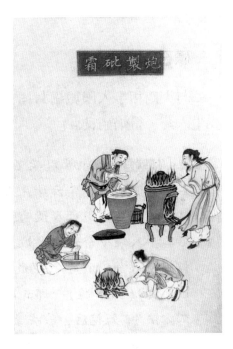

图 5-23 炮制砒霜

【点评】砒霜（As_2O_3）炮制古法为，以紫背天葵、石龙芮加入砒霜中，火煅 6 个小时，后用甘草水浸 8 个小时，再火煅，研细使用。另有一种炮制方法为，以等量明矾 $[KAl(SiO_4)_2 \cdot 12H_2O]$

粉碎置砒霜碎块之上，火煅，直至明矾成为枯矾[KAl(SiO₄)₂]，则砒霜的毒性可去除。As_2O_3 具有可升华性质，两种炮制方法火煅均能使砒霜中的 As_2O_3 反复升华，得以提纯。加明矾则是待炮制后砒霜与明矾所得枯矾[KAl(SiO₄)₂]混合，降低了 As_2O_3 的比例，从而毒性有所降低。今法制备砒霜是采用砒石反复火煅升华提纯，与古法相比更为简便。

【图注】图中四人，右上一人将砒霜与其他草药同煅，左上一人左手持一草药，将药投入瓮中，用甘草水浸，右下一人用石架罐再煅，左下一人研磨。

礞石

与火硝相半入阳城罐封固，煅存性，研如飞尘入药。得焰硝良。

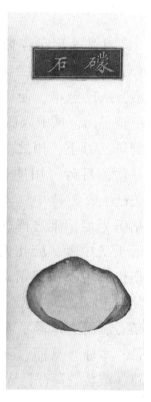

图5-24　礞石

【点评】古时所用礞石即指今之青礞石，为变质岩类黑云母片岩或绿泥石化云母碳酸盐片岩。古人认为，青礞石当与硝石各半入罐中密封，火煅至存性，再研成极细粉入药，利于有效成分的溶出。《中国药典》(2015版)一部青礞石项下采收加工方法为"采挖后，除去杂石和泥沙"。饮片项下炮制方法为"除去杂石，砸成小块"；煅青礞石的炮制方法为"取净青礞石，照明煅法煅至红透"，均未要求研细粉。

花乳石

出陕华诸郡，色正黄，形之大小方圆无定。凡入丸散，以罐固济，顶火煅过，出火毒，研细，水飞，晒干用。

【点评】花乳石即花蕊石，主要含碳酸钙（$CaCO_3$）。古人认为，入丸散时，应将花蕊石火煅研细后使用，利于有效成分的溶出。具体方法为，花蕊石置罐中密封，火煅，研细，水飞法研成极细粉，晒干。《中国药典》（2015 版）一部花蕊石项下采收加工方法为"采挖后，除去杂石和泥沙"。饮片项下花蕊石的炮制方法为"花蕊石洗净，干燥，砸成碎块"；煅花蕊石的炮制方法为"取净花蕊石，照明煅法煅至红透"，均未要求研细粉。

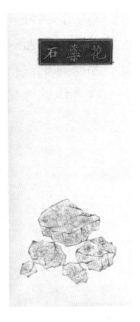

图 5-25　花蕊石

蓬砂

即硼砂也，白如明矾者良。研如飞尘。畏知母、芸苔、紫苏、甑①带、何首乌、鹅不食草。

【点评】蓬砂即硼砂，主要含四硼酸钠（$Na_2B_4O_7 \cdot 10H_2O$）。古人认为，取纯净者，研成极细粉即可入药，极细粉有利于硼砂有效成分的溶出。现行硼砂炮制方法为，除去杂质，捣成碎粒。煅硼砂方法为，取净硼砂碎

---

① 甑(zèng 赠)：古代蒸食炊器。

图 5-26　蓬砂

粒，置锅内，用武火加热，炒至鼓起小泡无水气挥发和爆鸣声时，呈白色酥松的块状，取出，放凉，碾粉。后又有改进，置恒温烘箱中，平铺，140℃加热4小时，即得色白、酥松、均匀、粉末细腻的煅硼砂粉。

草部

【点评】草部药物是目前中药的主体组成部分之一，根据各自的特色，草部药物采用了不同的炮制方法，以达到减毒增效，改善性味，改变作用趋势，便于调剂，洁净利于贮藏，矫味矫臭等目的。

人参

色微黄，皮薄，滋润明亮，阔而独株，味甘，回味不苦者良。去芦。茯苓、马蔺为之使，恶卤咸、溲疏，畏五灵脂。

【点评】古人有"芦能致吐"之说，此处注明人参应去掉芦头后使用。现代研究表明，人参芦头(根茎)并无催吐作用，因此，目前市场流通的人参多保留芦头。《中国药典》(2015版)一部人参来源项下法定药用部位是根与根茎，说明保留芦头可以节约资源。产地加工工艺为洗净，经晒干或烘干。饮片项下炮制工艺为润透，切薄片，干燥。或用时粉碎、捣碎。

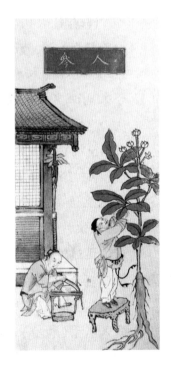

图6-1 人参

说明人参片为合法饮片规格。而人参粉收录于《上海市中药饮片炮制规范》2008 版和《浙江省中药炮制规范》2005 版，也说明其是合法饮片规格。

【图注】图中可见为五加科人参正品，但绘一人立于凳上采叶有误，人参乃草本，并无两人之高，主要药用部分是根，不是叶；另一人用铡刀切人参，左旁屋檐下悬挂着捆好的人参，示意风干。

天门冬

劈破去心，用柳木甑烧柳木柴蒸一伏时，洒酒令遍，更添火蒸，出，曝。地黄、贝母、垣衣为之使，忌鲤鱼，畏曾青、浮萍，制雄黄、硇砂。

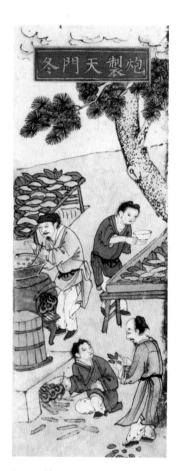

图6-2 炮制天门冬

【点评】天门冬即天冬，古人有"去心除烦"之说，此处采用去心后酒蒸法。然而，"心"(木质部)使人烦闷的说法至今未见证实。现在产地加工为清蒸或煮法，"去心"改为"去皮"。《中国药典》(2015 版)一部天冬来源项下初加工为"洗净，除去茎基和须根，置沸水中煮或蒸至透心，趁热除去外皮，洗净，干燥"。饮片项下工艺仅为切制，"除去杂质，迅速洗净，切薄片，干燥。"而传统炮制工艺还有明矾水浸泡、切片或段(浙江、上海)；明矾水洗净，晒干或用微火烘干(长沙)；炒黄(浙江、上海、甘肃)；蜜炙(贵州、甘肃、安徽)；朱砂粉拌匀，晒干或晾干(北京、天津、山东、重庆)等。

【图注】图中四人，右下一人持一种植物之叶（与天门冬原植物的形态明显不同），左下一人烧火用甑蒸药；右上一人将蒸好的天门冬放在铺有叶的大竹匾上，洒酒于其上；左上一人在拨弄锅中所煮之物；其上一木架上是正在摊晒的蒸制好的天门冬。

麦门冬

产杭州苋桥，细白而皱者良。水洗去心，大抵一斤须减去五六两。凡入汤液，或以水润去心，或以瓦焙，乘热去心。若入丸散，须瓦焙熟，即于风中吹冷，如此三四次，即易燥，且不损药力。或以汤浸，捣膏和药，亦可。滋补药则以酒浸揭之。地黄、车前为之使，恶款冬、苦芺、苦瓠，畏苦参、青葙、木耳，伏石钟乳。

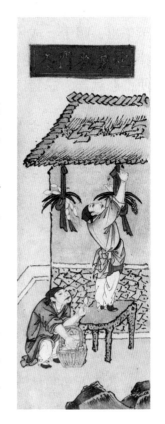

图 6-3 炮制麦门冬

【点评】麦门冬即麦冬，古人有"去心除烦"之说，此处采用水洗后去心、水润后去心，或焙热后趁热去心等方法。然而，"心"（木质部）使人烦闷的说法至今未见证实。后世医家主张麦冬宜连心用，认为麦冬心有通经络的作用。《中国药典》(2015 版) 一部麦冬来源项下初加工为"夏季采挖，洗净，反复暴晒、堆置，至七八成干，除去须根，干燥"。饮片项下炮制方法为"除去杂质，洗净，润透，轧扁，干燥"。而现行的传统炮制品种还有朱麦冬（朱砂粉拌匀，晾干）、炒麦冬（文火炒至微焦或胀胖隆起）、米炒麦冬、蜜炙麦冬等。

【图注】图中二人，一人蹲着手持麦冬，一人往屋檐下悬挂用绳子捆好的麦门冬（地上部分以及块根），示意阴干。

甘草

须去头尾尖处，头尾吐人。截作三寸长，劈破作六七片，以瓷器盛之，用酒浸蒸，从巳至午出，曝干。或用清水蘸炙，或切片用蜜水拌炒。如泻火，生用。术、苦参、干漆为之使，恶远志，忌猪肉。

【点评】古人认为甘草的头尾部有致吐作用，因此应去除头部和尾部较细部分。炮制方法有三种，其一，纵切成片，酒浸后蒸制2个小时，得酒甘草；其二，清水润湿，炒干，得清炒甘草；其三，切片，蜂蜜水拌匀，炒至不粘手，得（蜜）炙甘草。清水润湿后炒干，可促进甘草中甘草甜素等水溶性成分的溶出；蜜炙法在甘草中引入蜂蜜，增强了甘草补益的功效。甘草炒时受热，产生少量的5-羟甲基糠醛，其含量为蜜炙甘草 > 清炒甘草 > 生甘草。

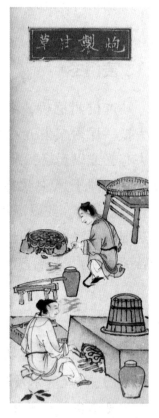

图6-4 炮制甘草

《中国药典》(2015版)一部甘草来源项下初加工为"春、秋二季采挖，除去须根，晒干"。饮片项下炮制方法为"除去杂质，洗净，润透，切厚片，干燥"，与古法第二法类似。炙甘草项下炮制方法为"取甘草片，照蜜炙法炒至黄色至深黄色，不粘手时取出，晾凉"，与古法第三法一致。古法第一法的酒甘草现较少使用。甘草生用时具有泻火解毒的功效，古今用法一致。

【图注】图中二人，下方一人在烧火蒸药，上方一人在锅中炒炙本品，旁边放有铡刀，示意必须切制。

生地黄

大如大指，坚实者佳。酒洗晒干，以手擘之有声为度；好酒拌匀，置瓷瓮内，包固，重汤煮一昼夜，胜于蒸者，名熟地黄。生者酒洗用。得酒、麦门冬、姜汁、缩砂良，恶贝母，畏芜荑，忌葱、蒜、萝卜、诸血。制地黄勿犯铜铁器，令人肾消并白发，男损荣①，女损卫也。

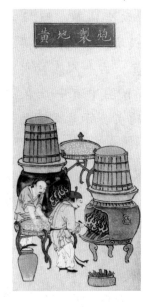

图6-5a　炮制地黄

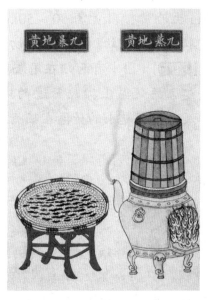

图6-5b　九蒸九晒地黄

【点评】古人认为，地黄生用时，须以酒洗过。熟地黄炮制方法为，以酒拌匀，置瓷瓮之内，隔水炖一昼夜，并认为隔水炖的熟地黄优于蒸制的熟地黄。地黄酒制之后，化学成分发生显著的改变。随着炮制时间的延长，地黄中地黄苷A、D和氨基酸含量降低，毛蕊花糖苷部分转化为异毛蕊花糖苷，梓醇的含量减少，5-羟甲基糠醛的含量增加。功效由生地黄的"清热凉血，养阴生津"转化为熟地黄的"补血滋阴，益精填髓"。地黄中的化学成分

---

① 荣：即营。

易与铜、铁等金属发生化学反应，因此炮制时应避免与铜器、铁器接触。《中国药典》（2015版）一部地黄来源项下初加工为"秋季采挖，除去芦头、须根及泥沙，鲜用；或将地黄缓缓烘焙至约八成干"，分别习称为"鲜地黄"和"生地黄"。饮片项下生地黄的炮制方法为"除去杂质，洗净，闷润，切厚片，干燥"。熟地黄项下收载两种炮制方法：①取生地黄，照酒炖法炖至酒吸尽，取出，晾晒至外皮黏液稍干时，切厚片或块，干燥，即得。每100kg生地黄，用黄酒30～50kg。②取生地黄，照蒸法蒸至黑润，取出，晒至约八成干时，切厚片或块，干燥，即得。

【图注】a图中有两灶在用甑蒸地黄，右一人在烧火，左一人在架起来的竹匾上摊晾蒸过的地黄。b图中有一灶在用甑蒸地黄，及一个架起来的竹匾在晒蒸过的地黄，示意九蒸九晒。

菖蒲

勿用泥菖、夏菖，其二件相似，如竹，根鞭形，黑，气秽味腥，不堪用。石上生者，根条嫩黄坚硬，节稠，长一寸有九节者是真也。用铜刀刮上黄黑硬节皮一重了，用嫩桑枝条相拌蒸，出，曝干。秦皮、秦艽为之使，恶麻黄、地胆，忌饴糖、羊血、铁器。

【点评】此处菖蒲即石菖蒲。古法炮制石菖蒲时，先用铜刀刮去棕褐色或灰棕色粗糙表皮与环节，再用桑枝拌匀，蒸，取出，晒干。桑枝炮制石菖蒲有协同增效作用，可增强石菖蒲化湿的功效。《中国药典》（2015版）一部石菖蒲来源项下初加工为"秋、冬二季采挖，除去须根和泥沙，晒

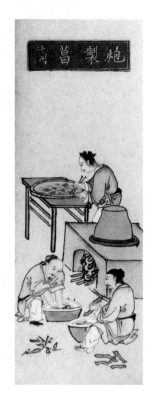

图6-6 炮制菖蒲

干"。饮片项下的炮制方法为"除去杂质，洗净，润透，切厚片，干燥"。与古法相比，大为简化，既不用刮去表皮、环节，也不用桑枝拌蒸。石菖蒲现行炮制品种尚有姜制石菖蒲和麸炒石菖蒲。

【图注】图中三人，右下一人刮去菖蒲粗皮，左下一人在浸洗药材，灶上正在蒸药，上方一人摊晒蒸好的药。

黄连

非真川黄连不效。折之中有孔，色如赤金者良。去须切片，分开粗细，各置姜汁拌透，用绵纸衬，先用山黄土炒干，研细，再炒至将红，以连片隔纸放上，炒干，再加姜汁，切不可用水，纸焦易新者，如是九次为度。赤痢用湿槐花拌炒，上法入痢药中。至于治本脏之火，则生用之；治肝胆之实火，则以猪胆汁浸炒；治肝胆之虚火，则以醋浸炒；治上焦之火，则以酒炒；治中焦之火，则以姜汁炒；治下焦之火，则以盐水或朴硝炒；治气分湿热之火，则以茱萸汤浸炒；治血分块中伏火，则以干漆水炒。诸法不独为之导引，盖辛热能制其苦寒，咸寒能制其燥性，在用者详酌之。黄芩、龙骨、理石为之使，忌猪肉，畏牛膝、款冬，恶冷水、菊花、玄参、白僵蚕、白鲜、芫花。

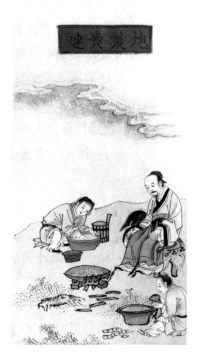

图6-7　炮制黄连

【点评】古人认为黄连应去须，切片，姜汁拌透，以绵纸隔住，山黄土炒干，如此反复九次，得姜制黄连。根据不同的对症，黄连的炮制辅料有湿槐花、猪胆汁、醋、酒、姜汁、盐水或朴硝、茱萸汤、干漆水等。各炮制方法均能降低黄连中小檗碱的含量，但同时增加其溶出率。炮制机制为，采用辛热的辅料制约黄连的苦寒之性，或是采用咸寒的辅料制约黄连的燥性。《中国药典》(2015版)一部黄连来源项下初加工为"秋季采挖，除去须根和泥沙，干燥，撞去残留须根"。饮片项下炮制品种有，黄连片：除去杂质，润透后切薄片，晾干，或用时捣碎；酒黄连：取净黄连，照酒炙法炒干，每100kg黄连用黄酒12.5kg；姜黄连：取净黄连，照姜汁炙法炒干，每100kg黄连用生姜12.5kg；萸黄连：取吴茱萸加适量水煎煮，煎液与净黄连拌匀，待液吸尽，炒干，每100kg黄连用吴茱萸10kg。现行炮制品种尚有炒黄连、黄连炭、胆汁制黄连、土炒黄连等。古法和今法都强调黄连炮制过程不可用水，主要因为黄连所含生物碱类成分易溶于水，遇水则引起有效成分的流失。

【图注】图中三人，右下一人用布拭去须根，左一人用盆盛浆水浸药，中间一老者在照看锅内焙干的药物。

胡黄连

似干柳枝，心黑外黄，折之尘出如烟者真。忌、恶同黄连，忌铁。

【点评】此处并未描述胡黄连的炮制方法，仅列明其忌、恶与黄连相同，加工过程忌铁器。《中国药典》(2015版)一部胡黄连来源项下初加工为"秋季采挖，除去须根和泥沙，晒干"。饮片项下的炮制方法为"除去杂质，洗净，润透，切薄片干燥或用时捣碎"。

菊花

真者，味甘色黄，单瓣光心，去蒂用。术、枸杞根、桑根白皮、青葙叶为之使。

【点评】古人认为菊花去除花蒂，仅保留花入药。今法一致。

《中国药典》(2015 版)一部菊花来源项下初加工为"9～11 月花盛开时分批采收，阴干或焙干，或熏、蒸后晒干"，取其花(即头状花序)入药。现行的炮制品种还有炒菊花(菊花用文火炒至花瓣边缘呈微黑色，取出放凉)和菊花炭(菊花用中火炒至焦褐色，喷淋清水少许，灭尽火星，取出晾透)。

白术

米泔浸去油者，山黄土裹，蒸晒九次，洗净去皮，切片晒干。防风、地榆为之使，忌桃、李、雀肉、菘菜、青鱼。

【点评】古人认为，白术应以米泔(淘米水)浸去油，用土裹住，九蒸九晒，洗干净后去掉皮，再切片晒干。淘米水去油，使白术挥发油含量降低，可缓和白术的燥性；以土炮制，可增强白术健脾之力。古法炮制去皮。因皮所占比例小，且去皮耗时耗力，今法未见去皮。《中国药典》(2015 版)一部白术来源项下初加工为"冬季下部叶枯黄、上部叶变脆时采挖，除去泥沙，烘干或晒干，再除去须根"。饮片项下炮制方法为"除去杂质，洗净，润透，切厚片，干燥"；麸炒白术的炮制方法为"将蜜炙麸皮撒入热锅内，待冒烟时加入白术片，炒至黄棕色、逸出焦香气，取出，筛去蜜炙麸皮，每 100kg 白术片，用蜜炙麸皮 10kg"。白术现行的炮制品种尚有炒白术、土炒白术、泔制白术、米白术、盐白术、蒸白术、白术炭。

苍术

出茅山，细而带糖香，味甘者真。米泔浸，洗极净，刮去皮，拌黑豆蒸，又拌蜜酒蒸，又拌人乳透蒸，凡三次，蒸时须烘晒极干，气方透。忌同白术。

【点评】古人认为，苍术应以米泔水(淘米水)浸，洗净，刮去外皮，拌入黑豆，蒸，再拌入蜜酒(泛指甜酒)，蒸，最后拌入人乳，蒸透。蒸制之前，应将苍术烘或晒至干透，才能达到最好的炮制效果。淘米水去油，使苍术挥发油含量降低，可缓和燥性；依次拌入黑豆、蜜酒、人乳，可增强苍术健脾之力。目前黑豆、蜜酒、人乳在苍术的炮制中已较少使用。古法炮制去皮。因皮所占比例小，且去皮耗时耗力，今法未见去皮。《中国药典》(2015版)一部苍术来源项下初加工为"春、秋二季采挖，除去泥沙，晒干，撞去须根"。饮片项下炮制方法为"除去杂质，洗净，润透，切厚片，干燥"；麸炒苍术的炮制方法为"取苍术片，照麸炒法炒至表面深黄色"。苍术现行的炮制品种尚有(泔)制苍术、炒苍术、焦苍术、苍术炭、土炒苍术、盐苍术。

菟丝子

米泔淘洗极净，略晒，拣去稗草子，磨五六次，酒浸一宿，慢火煮干，木槌去壳。一法：用酒煮一昼夜，捣作饼，晒干，然后复研方细。一法：以白纸条同研方细。薯蓣、松脂为之使，得酒良，恶藋菌。

【点评】古人认为，菟丝子炮制前先用米泔水(淘米水)洗净，去除不饱满的种子，反复研磨，酒浸过夜，再用小火煮干，木槌捶去种壳。通常以细

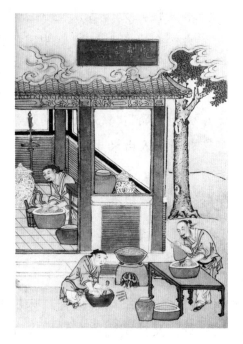

图6-8　炮制菟丝子

粉入药，或是用酒煮一昼夜，捣碎，晒干，研细；又或和白纸条一起研磨，可研成细粉。以酒浸或酒煮，目的在于促进种壳的破碎，同时增强其温肾壮阳的作用。去掉种壳，研细成粉，可促进菟丝子有效成分的溶出。《中国药典》(2015 版)一部菟丝子来源项下初加工为"秋季果实成熟时采收植株，晒干，打下种子，除去杂质"。饮片项下炮制方法为"除去杂质，洗净，干燥"；盐菟丝子的炮制方法为"取净菟丝子，照盐炙法炒至微鼓起"。菟丝子现行的炮制品种尚有炒菟丝子、菟丝子饼、酒菟丝子、酒菟丝子饼。

【图注】图中三人，屋外二人，右一人向容器中倾倒酒；左一人杵捣药物，旁边有灶，正在煮药；屋内一人正在淘洗菟丝子。

牛膝

酒浸，蒸，曝干。长二尺五寸以上者方佳，蜀地及怀庆产者良。恶萤火、龟甲、陆英，畏白前，忌牛肉。

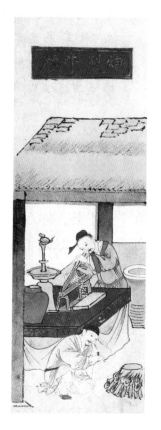

图 6-9　炮制牛膝

【点评】古法炮制牛膝，先用酒浸，再蒸，晒干，入药。此处记载可见当时并未严格区分川牛膝和(怀)牛膝。酒制牛膝，可增强其活血化瘀的功效，使牛膝中齐墩果酸、蜕皮甾酮等含量升高，甜菜碱等成分含量降低。《中国药典》(2015 版)一部川牛膝和牛膝来源项下初加工分别为"秋、冬二季采挖，除去芦头、须根及泥沙，烘或晒至半干，堆放回润，再烘干或晒干"，"冬季茎叶枯萎时采挖，除去须根和泥沙，捆成小把，晒至干皱后，将顶端切齐，晒干"。饮片项下川牛膝和牛膝的炮制方法分别为"除去杂质及芦头，洗净，润透，切薄片，干燥"，"除去杂质，洗净，润透，除去残留芦头，切段，干燥"。酒川牛膝和酒牛膝的炮制方法均为取药材饮片，照酒炙法炒干。

【图注】图中二人，一人在用铡刀切制牛膝，一人蹲在地上烧火。

茺蔚子

花红者良。忌铁，制三黄、砒石。

【点评】古人认为茺蔚子炮制时应忌铁器。因其成分与铁易发生化学反应。《中国药典》(2015版)一部茺蔚子来源项下初加工为"秋季果实成熟时采割地上部分，晒干，打下果实，除去杂质"。饮片项下炒茺蔚子的炮制方法为"取净茺蔚子，照清炒法炒至有爆声"。

柴胡

凡使，茎长软，皮赤，黄髭须，出在平州平县，即今银州银县也。西畔生处有白鹤、绿鹤于此翔处，是柴胡香直上云间，若有过往闻者，皆气爽。此种治骨蒸，不入发表药。去髭并头，勿令犯火，立便无效也。半夏为之使，恶皂荚，畏女菀、藜芦。

【点评】古人认为，柴胡入药应去除根头部(主要是残存地上部分)和须根，炮制过程应避免高温，高

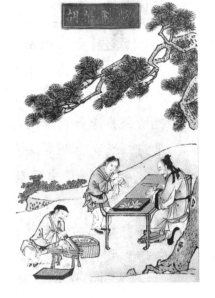

图6-10　炮制柴胡

温会使柴胡的药效散失。《中国药典》(2015 版) 一部柴胡来源项下初加工为"春、秋二季采挖，除去茎叶和泥沙，干燥"。饮片项下炮制方法为"除去杂质和残茎，洗净，润透，切厚片，干燥"；醋北柴胡和醋南柴胡的炮制方法均为"照醋炙法炒干"。

【图注】图中三人，右一人用小刀刮皮，中一人用布拭净泥土，左下一人用铡刀切药。

前胡

切开白色者良。水洗，用竹刀刮去苍黑皮并髭、土了，细剉，以甜竹沥浸令润，日中晒干用。使、恶、畏同柴胡。

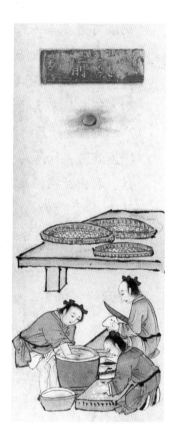

图 6-11 炮制前胡

【点评】古人认为，前胡的炮制方法为，洗净，用竹刀刮去根表皮、须根及泥土，剉细，甜竹沥浸润，晒干。因皮所占比例小，且去皮耗时耗力，今法仅去除须根，未见去皮。竹沥可增强前胡降气化痰的功效，具有协同增效作用。《中国药典》(2015 版) 一部前胡来源项下初加工为"冬季至次春茎叶枯萎或未抽花茎时采挖，除去须根，洗净，晒干或低温干燥"。饮片项下炮制方法为"除去杂质，洗净，润透，切薄片，晒干"；蜜前胡的炮制方法为"取前胡片，照蜜炙法炒至不粘手"。

【图注】图中三人，右上一人用刀刮去药材"苍黑皮并髭、土"，右下一人用刀切药，左一人浸药于缸令润。背景为红日，晒药用竹匾，示意药物须晒干。

独活　羌活

细剉,拌淫羊藿裛①二日后,曝干,去淫羊藿用,免烦人心。此服食家治法,寻常去皮或焙用尔。蠡实为之使。

【点评】此处将独活、羌活混为一物。炮制方法为,独活、羌活剉细后与淫羊藿共浸两日,晒干,去掉淫羊藿,再入药。认为此法可避免令人心烦的副作用。但通常仅需经过去皮或焙干即可入药。焙干可使独活、羌活挥发油部分损失,缓和药性。今法无去皮的要求。《中国药典》(2015 版)一部独活来源项下初加工为"春初苗刚发芽或秋末茎叶枯萎时采挖,除去须根和泥沙,烘至半干,堆置2～3天,发软后再烘至全干"。饮片项下炮制方法为"除去杂质,洗净,润透,切薄片,晒干或低温干燥"。另有炒独活,以文火炒至微焦,取出放凉,此法与古法焙干类似。《中国药典》(2015 版)一部羌活来源项下初加工为"春、秋二季采挖,除去须根及泥沙,晒干"。饮片项下炮制方法为"除去杂质,洗净,润透,切厚片,干燥"。

升麻

绿色者良。治滞下用醋拌炒。

【点评】升麻具有发表透疹,清热解毒,升举阳气的功效,用于滞下时,古人认为应以醋拌炒炮制。醋制后升麻中异阿魏酸含量升高,疗效增强。《中国药典》(2015 版)一部升麻来源项下初加工为"秋季采

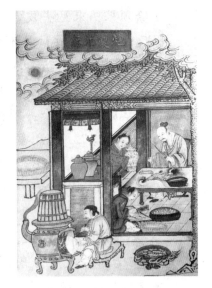

图6－12　炮制升麻

---

① 裛(yì易):通"浥",沾湿,浸湿。

挖，除去泥沙，晒至须根干时，燎去或除去须根，晒干"。饮片项下炮制方法为"除去杂质，略泡，洗净，润透，切厚片，干燥"。升麻现行的炮制品种尚有蜜升麻、升麻炭、酒升麻。

【图注】图中四人，室内三人，右上一人用小刀刮去粗皮，左下一人用刀砍药材，左上一童子抱以青花瓷坛。室外一人在烧火用甑蒸药，旁边尚有一炒药之锅。屋外左侧有一竹匾，置于桌上。背景为红日，示意须经日晒。

车前子

自收玄色者良。卖家多以葶苈子代充，不可不辨。使叶勿使蕊茎。入补益药中，用米泔淘净，蒸；入利水治泄泻药，炒为末用。常山为之使。

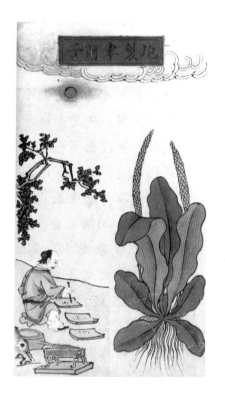

图6-13　炮制车前子

【点评】古人认为，根据车前子对症的需要而有不同的炮制方法。入补益药时，用米泔水(淘米水)将车前子洗净，蒸制后使用；入利水止泻药时，炒，研碎后使用。车前子多糖具有致泻作用，炒制后，多糖发生降解，车前子膨胀率下降，功效转化为利水止泻。《中国药典》(2015版)一部车前子来源项下初加工为"夏、秋二季种子成熟时采收果穗，晒干，搓出种子，除去杂质"。饮片项下炮制方法为"除去杂质"；盐车前子的炮制方法为"取净车前子，照盐水炙法炒至起爆裂声时，喷洒盐水，炒干"。

【图注】图中仅一人，将车前子摊在瓦上。空中一轮红日，示意须晒干。

木香

形如枯骨，油重者良。忌见火。入煎药，磨汁纳熟汤中服。若实大肠，宜面煨熟用。

【点评】木香含挥发油，为主要活性成分，古人认为，炮制过程忌高温，以免引起挥发油的损失。如入煎剂，应加水磨成汁，兑入煎好的汤剂中服用。如用于实肠止泻，则应使用面煨木香。方法为，木香截段，用湿面团逐个包裹，炉旁焙，煨至面团表皮焦黄色，闻到木香气味为度，取出，放凉，除去面皮，每木香100kg用面粉60kg。面煨木香，使木香受热，低沸点挥发性成分减少，高沸点挥发性成分保留，从而改变了挥发油的性质。《中国药典》(2015版)一部木香来源项下初加工为"秋、冬二季采挖，除去泥沙和须根，切

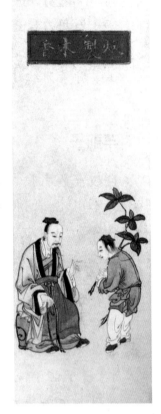

图6-14　炮制木香

段，大的再纵剖成瓣，干燥后撞去粗皮"。饮片项下炮制方法为"除去杂质，洗净，闷透，切厚片，干燥"；煨木香炮制方法为"取未干燥的木香片，在铁丝匾中，用一层草纸，一层木香片，间隔平铺数层，置炉火旁或烘干室内，烘煨至木香中所含的挥发油渗至纸上，取出"，称"纸煨木香"。木香现行的炮制品种尚有炒木香、麸煨木香、酒木香。文中首先强调优质木香的鉴定特征。

【图注】图中绘一童子将木香植株给其师傅鉴定。

薯蓣

补益药及脾胃中熟用，外科生用。切用铜刀。紫芝为之使，恶甘遂。

【点评】薯蓣即山药。古人认为，薯蓣当生熟异用。入补益药时熟用，外用时生用。切制时用铜刀。铜与铁相比，性质更为稳定，以铜刀切制可避免山药的成分与铁发生反应。《中国药典》(2015版)一部山药来源项下初加工为"冬季茎叶枯萎后采挖，切去根头，洗净，除去外皮和须根，干燥，习称'毛山药片'；或除去外皮，趁鲜切厚片，干燥，称为'山药片'；也有选择肥大顺直的干燥山药，置清水中，浸至无干心，闷透，切齐两端，用木板搓成圆柱状，晒干，打光，习称'光山药'"。饮片项下炮制方法为"取毛山药或光山药除去杂质，分开大小个，

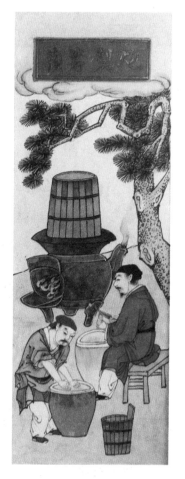

图6-15　炮制薯蓣

泡润至透，切厚片，干燥"；麸炒山药的炮制方法为"取毛山药片或光山药片，照麸炒法炒至黄色"。山药现行的炮制品种尚有炒山药、米炒山药、土炒山药、蜜麸炒山药。

【图注】图中右一人用小刀刮削，左一人用水浸洗，上方有炉灶蒸笼，示意药物须经蒸熟。

萎蕤

凡使，勿用黄精并钩吻，二物相似。萎蕤上有须毛，茎斑，叶尖处有小黄点，为不同。采得以竹刀刮去节皮，洗净，以蜜水浸一宿，蒸了，焙干用。畏卤咸。

【点评】萎蕤即玉竹。玉竹的根茎上有毛状须根和斑痕，古人认为，须用竹刀刮去表皮和节，去除须根，用蜂蜜水浸泡过夜，蒸制后，焙干入药。玉竹含多糖，具有养阴润燥、生津止渴作用，蜂蜜水作为炮制辅料的加入，可增强玉竹润燥止咳的功效。《中国药典》(2015版)一部玉竹来源项下初加工为"秋季采挖，除去须根，洗净，晒至柔软后，反复揉搓、晾晒至无硬心，晒干；或蒸透后，揉至半透明，晒干"。与古法类似处为去除了须根和表皮。饮片项下炮制方法为"除去杂质，洗净，润透，切厚片或段，干燥"。玉竹现行的炮制品种尚有(蜜)炙玉竹、蒸玉竹、酒玉竹。

【图注】图中三人，右一人用刀刮去药材节皮，左下一人在清洗药材，上方一人架火焙干药物，其右炉灶正在蒸

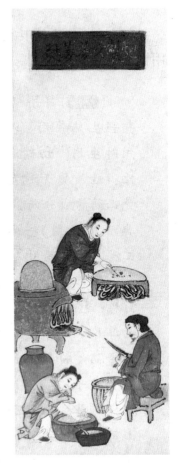

图6-16 炮制萎蕤

薏苡仁

颗小色青味甘，用糯米炒，咬着粘人齿。凡一两，以糯米一两同炒，令糯米熟，去糯米取使。或以盐汤煮过亦得。一法：瀼汤泡三次，去油，蒸气，日干①用。

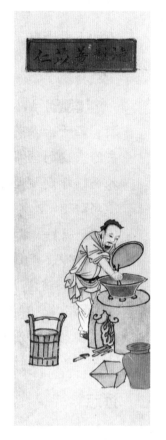

图 6-17　炮制薏苡仁

【点评】古人认为，薏苡仁的炮制方法为炒制，加入等量的糯米，炒至糯米熟，薏苡仁熟透即可，去除糯米后入药。此法判断熟透的标准为，薏苡仁内的淀粉完全糊化，即粘牙。第二种炮制方法为，以盐水煮过。第三种炮制方法为，滚水泡三次，去除油脂类成分，晒干。薏苡仁生品偏凉，清肺热，擅长利水祛湿，排脓消痈；炒熟后凉性缓和，擅长健脾利湿。《中国药典》(2015 版)一部薏苡仁来源项下初加工为"秋季果实成熟时采割植株，晒干，打下果实，再晒干，除去外壳、黄褐色种皮和杂质，收集种仁"。饮片项下炮制方法为"除去杂质"；麸炒薏苡仁炮制方法为"取净薏苡仁，照麸炒法炒至微黄色"。薏苡仁现行的炮制品种尚有炒薏苡仁(炒黄、炒焦)、土炒薏苡仁、蒸薏苡仁。

【图注】图中仅绘一人搅动锅中之物，或为盐汤煮法炮制。薏苡仁含丰富的淀粉，搅动是为了防止薏苡仁粘锅。

---

① 日干：即晒干。

泽泻

不油不蛀者良。细剉，酒浸一宿，漉出，曝干用。一法：米泔浸去毛，蒸；或捣碎，焙。畏海蛤、文蛤，忌铁。

【点评】古人认为，泽泻应剉细，用黄酒浸泡过夜，滤去黄酒，晒干后入药。第二种炮制方法为，用米泔水(淘米水)浸泡，去除表皮的须根，蒸制后入药。第三种炮制方法为，捣碎后焙干入药。泽泻质坚实，剉细后用酒浸泡可有助于泽泻中 23 - 乙酰泽泻醇 B、23 - 乙酰泽泻醇 C 等有效成分的溶出。《中国药典》(2015 版)一部泽泻来源项下初加工为"冬季茎叶开始枯萎时采挖，洗净，干燥，除去须根和粗皮"。饮片项下炮制方法为"除去杂质，稍浸，润透，切厚片，干燥"；盐泽泻的炮制方法为"取泽泻片，照盐水炙法炒干"。泽泻现行的炮制品种尚有麸炒泽泻、盐麸炒泽泻、焦泽泻、土炒泽泻。

远志

去心，若不去心，服之令人闷。去心了，用熟甘草汤浸一宿，漉出，曝干用之。得茯苓、龙骨、冬葵子良，畏珍珠，飞廉、藜芦、齐蛤。

【点评】自古便有远志去心之说，认为不去心易令人烦闷。去心后，还应用甘草煎汤浸泡过夜，滤出后晒干入药。远志心即远志的木部，远志皮部皂苷的含量相当于木部的 25 倍左右，甘草水浸泡能进一步提高远志中皂苷的含量。现行的炮制方法较少去心，因远志心较为细小，去除工序繁琐，且药理实验表明，全远志的活性与去心远志相比并无显著差异，也未见远志心明显的毒副反应。《中国药典》(2015 版)一部远志来源项下初加工为"春、秋二季采挖，除去须根和泥沙，晒干"。不再规定去心。饮片项下炮制方法为"除去杂质，略洗，润透，切段，干燥"；制远志的炮制方法为"取甘草，加适量水煎汤，去渣，加入净远志，用文火煮至汤吸尽，取出，干燥"，与古法基本一致。远志现行的炮制品种尚有炒远志、蜜远志、朱远志。

【图注】图中一人将一小瓮所盛之物倾入下面的大瓮。旁有炉，上有铁锅。又桌上有竹匾，空中有红日，示意此药须经日晒。

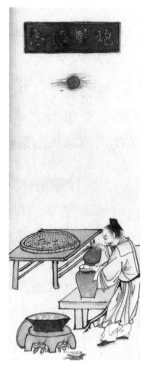

图 6 - 18　炮制远志

龙胆草

甘草汤中浸一宿，至明漉出。曝干用。勿空腹饵之，令人溺①不禁。贯众、赤小豆为之使，恶地黄、防葵。

【点评】龙胆草即龙胆。古人认为，龙胆应先在甘草煎汤中浸泡过夜，滤出后晒干入药。龙胆性味苦寒，甘草汤浸泡后，龙胆苦苷含量有所降低，甘草起到了缓和龙胆苦寒药性的作用。《中国药典》(2015 版)一部龙胆来源项下初加工为"春、秋二季采挖，洗净，干燥"。饮片项下炮制方法为"除去杂质，洗净，润透，切段，干燥"。龙胆现行的炮制品种尚有酒龙胆、龙胆炭、姜汁龙胆。

---

①　溺：同"尿"。

细辛

拣去双叶，服之害人。洗净去泥沙。曾青、草根为之使，忌生菜、狸肉，恶黄芪、狼毒、山茱萸，畏滑石、硝石。

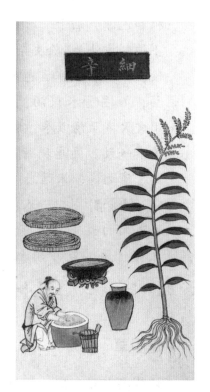

图 6-19 细辛

【点评】古人认为，细辛应去除地上部分，因地上部分毒性较大。现代研究表明，细辛地上部分含有具肾毒性的马兜铃酸类成分，根与根茎则不含，因此药用部位不能包含地上部分。细辛的根和根茎含有具呼吸系统和神经系统毒性的黄樟醚，也应注意用量。《中国药典》(2015 版)一部细辛来源项下初加工为"夏季果熟期或初秋采挖，除净地上部分和泥沙，阴干"，并对马兜铃酸I进行限量检测，以防地上部分的混入。饮片项下炮制方法为"除去杂质，喷淋清水，稍润，切段，阴干"。细辛现多为净制，仅《上海市中药饮片炮制规范》收载蜜细辛。

【图注】图中一人在缸中洗药，另有简易灶，上置一锅。旁边有两个晒药用的竹匾，示意药物须经晾干。

石斛

长而中实，味不苦者真。去头土了，用酒浸一宿，漉出，于日中曝干，却用酥蒸，从巳至酉，却徐徐焙干。用石斛、锁阳涩丈夫元气，如斯修事，服满一镒，永不骨痛。暂使酒蒸用，服饵当如法。陆英为之使，恶凝水石、巴豆，畏雷丸。

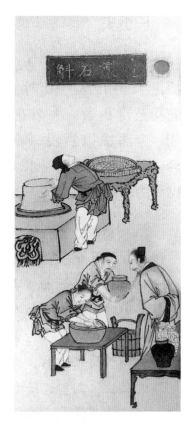

图6-20　炮制石斛

【点评】古人认为，石斛应去除头部和泥沙，用黄酒浸泡过夜，滤出后，暴晒干燥，再用酥油拌匀，蒸8个小时，文火慢慢焙干。石斛的部分有效成分极性较小，酒浸泡有利于有效成分的溶出，酥油也有促进脂溶性成分溶出的作用。石斛碱在高温下易降解，因此石斛炮制过程不能用高温，文火缓慢干燥有助于石斛有效成分的保留。《中国药典》(2015版)一部石斛来源项下初加工为"全年均可采收，鲜用者除去根和泥沙；干用者采收后，除去杂质，用开水略烫或烘软，再边搓边烘晒，至叶鞘搓净，干燥"。饮片项下炮制方法为"除去残根，洗净，切段，干燥。鲜品洗净，切段"。

【图注】图中四人，中间一人端一罐示其对面之人观看，左下一人弯腰伸手在大钵中捞物。左上一人在灶边观察甑蒸之药。旁有一桌，上有竹匾，摊晾药物。背景为红日，示意药物须经日晒。

巴戟天

去心，用枸杞子汤浸一宿，待稍软漉出，却用酒浸一伏时，又漉出，用菊花同熬令焦黄，去菊花，用布拭令干用。今法惟以酒浸一宿，剉，焙，入药。若急用，只以温水浸软去心也。覆盆子为之使，恶雷丸、丹参、朝生。

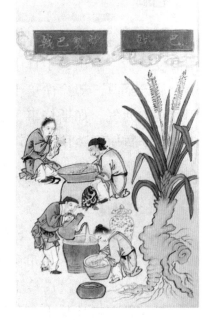

图6-21　炮制巴戟天

【**点评**】古人认为，巴戟天应去心，用枸杞子煎汤浸泡过夜，浸至稍稍发软后滤出，再用黄酒浸泡2个小时，滤出，加入菊花一同熬制至表皮焦黄，去除菊花，布擦干后入药。简化之后，可仅以黄酒浸泡过夜后，剉细，焙干入药。甚至可简化至直接温水泡软去心后入药。黄酒浸泡可增强巴戟天温肾壮阳、强筋骨、祛风湿的功效。现行饮片多为去心后的巴戟肉，炮制方法大为简化。现代研究表明，巴戟天木心与根皮相比，含有更高的铅元素和更低的铁、锌、锰等微量元素。《中国药典》(2015版)一部巴戟天来源项下初加工为"全年均可采挖，洗净，除去须根，晒至六七成干，轻轻捶扁，晒干"。饮片项下炮制方法为"除去杂质"；巴戟肉的炮制方法为"取净巴戟天，照蒸法蒸透，趁热除去木心，切段，干燥"。巴戟天现行的炮制品种尚有盐巴戟天、(甘草)制巴戟天、酒巴戟天。

【**图注**】图中四人，左下一人往浸药缸中倾倒枸杞子汤或酒，右下一人从盆中漉出药物，右上一人在灶前熬药，并拨动锅中之药。左上一人用布拭干药材。

菴蕳子

煮汁作饮，为末作散，俱可。荆子、薏苡为之使。

【点评】菴蕳子无须特殊的炮制方法，煎汤服用即可，如入散剂，则研末即可。现菴蕳子亦较少炮制。

芎䓖

形块重实，色白者良。白芷为之使，畏黄连，伏雌黄。

【点评】芎䓖即川芎。此处并未列出川芎的炮制方法。《中国药典》(2015版)一部川芎来源项下初加工为"夏季当茎上的节盘显著突出，并略带紫色时采挖，除去泥沙，晒后烘干，再去须根"。饮片项下炮制方法为"除去杂质，分开大小，洗净，润透，切厚片，干燥"。川芎现行的炮制品种尚有酒川芎、炒川芎、麸炒川芎。

刺蒺藜

净拣择了，蒸，从午至酉出，日干，于木臼中舂①，令皮上刺尽，用酒拌再蒸，从午至酉出，日干用。一法：炒，研去刺为末。如入煎药，临时调服，不入汤煎。乌头为之使。

【点评】刺蒺藜即蒺藜。古人认

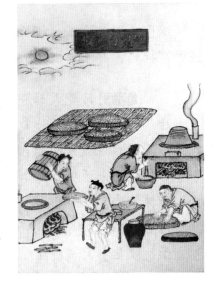

图6-22　炮制白蒺藜

---

① 舂(chōng 冲)：杵臼捣物。

为，蒺藜蒸制6个小时后，晒干；舂，使果皮表面的刺脱落，再用黄酒拌匀，蒸6个小时，晒干入药。也可直接炒制，研去果皮表面的刺后，再研细入药。古法中，去刺是基本要求，可能与蒺藜刺较硬，易扎手有关，去刺可方便使用。另也有"去刺补肾"的说法。酒制可利于蒺藜中脂溶性成分的溶出。炒制后，刺变脆，易于去除。《中国药典》（2015版）一部蒺藜来源项下初加工为"夏、秋季果实成熟时采割植株，晒干，打下果实，除去杂质"。饮片项下炮制方法为"除去杂质"；炒蒺藜的炮制方法为"取净蒺藜，照清炒法炒至微黄色"。蒺藜现行的炮制品种尚有盐蒺藜。

【图注】图中四人，左下一人掀开甑盖，另一人将药送入锅中待蒸。右下一人拣择竹匾中的药物，右上一灶正在蒸药，灶前一人舂药物。地上有草席，上放三个竹匾，空中有红日，示意药物须晒干。

沙苑蒺藜

绿色，形如腰子，细而香如天池茶者真。即同州多伪者。或炒，或酒浆拌蒸，亦不入汤药。

【点评】沙苑蒺藜即沙苑子。古法炮制通常为炒制，或酒拌匀后蒸制。炒制后，沙苑子温涩作用增强；酒制可促进沙苑子中黄酮等脂溶性成分的溶出。现较少酒制。《中国药典》（2015版）一部沙苑子来源项下初加工为"秋末冬初果实成熟尚未开裂时采割植株，晒干，打下种子，除去杂质，晒干"。饮片项下炮制方法为"除去杂质，洗净，干燥"；盐沙苑子的炮制方法为"取净沙苑子，照盐水炙法炒干"。

黄芪

软如绵，直而细，中有菊心，味甘者良。补气药中蜜炙用，疮疡药中盐水炒用，俱去皮。茯苓为之使，恶白鲜、龟甲。

【点评】黄芪无论何种用法，均应去皮，今法未要求黄芪去皮。蜜炙后补气生血，古今用法一致。黄芪皂苷类成分发生脱乙酰化和糖苷的水解，使补气功效增强；古人认为，盐水炒黄芪可用于疮疡药中，而在今法中多用于增强补肾作用。《中国药典》(2015版)一部黄芪来源项下初加工为"春、秋二季采挖，除去须根和根头，晒干"。饮片项下炮制方法为"除去杂质，大小分开，洗净，润透，切厚片，干燥"；炙黄芪炮制方法为"取黄芪片，照蜜炙法炒至不粘手"。黄芪现行的炮制品种尚有炒黄芪、米炒黄芪、酒黄芪。

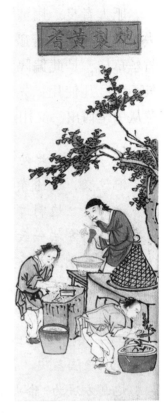

图 6-23　炮制黄芪

【图注】图中三人，右下一人洗药，旁有灶及甑，示意药物须经蒸过用。左下一人用刀切药，右上一人向盆中倾倒一瓶中之物，疑为炙黄芪所用之蜜。

肉苁蓉

肥大者良。用清酒浸一宿，至明以棕刷去沙土浮甲尽，劈破中心，去白膜一重，如竹丝草样，是此偏隔人心前气不散，令人上气不出。凡使用，先须酒浸，并刷草了，却蒸从午至酉出，又用酥炙得所。忌铁。

【点评】此处肉苁蓉为酒制，用酒浸泡过夜，去除杂质，蒸6个小时，再用酥油炙。炮制过程应避免接触铁器。古今炮制方法一致。肉苁蓉主要含苯乙醇苷类成分，酒浸可增加该类成分的溶出，酒制后甜菜碱含量亦有所提高。《中国药典》(2015版)一部肉苁蓉来源项下初加工为"春季苗刚出土时或秋季冻土之前采挖，除去茎尖。切段，晒干"。饮片项下炮制方法为"除去杂质，洗净，润透，切厚片，干燥"；酒苁蓉的炮制方法为"取净肉苁蓉片，照酒炖或酒蒸法炖或蒸至酒吸尽"。肉苁蓉现行的炮制品种尚有黑豆制肉苁蓉。

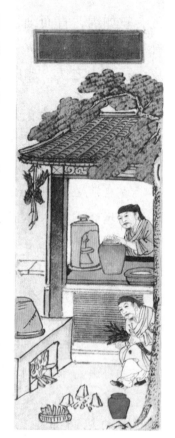

图6-24 炮制肉苁蓉

【图注】图中二人，右下一人清理药材，左下一灶，正在蒸药。背景为一房屋，房檐下悬挂肉苁蓉，以示药物须经风干。室内一人拨弄一坛，内可能盛酒供蒸药用。

防风

实而润，头节坚者良。去芦并叉头叉尾者、形弯者，令人吐，勿用。畏萆薢，恶干姜、藜芦、白蔹、芫花。

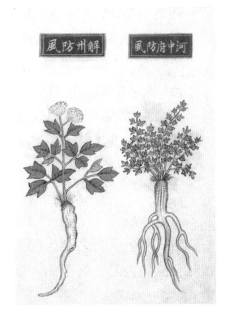

图6-25 防风

【点评】古人认为，根头部和尾部开叉的防风，易令人呕吐，不可入药。此处并未列出炮制方法。《中国药典》(2015版)一部防风来源项下初加工为"春、秋二季采挖未抽花茎植株的根，除去须根和泥沙，晒干"。饮片项下炮制方法为"除去杂质，洗净，润透，切厚片，干燥"。防风现行的炮制品种尚有炒防风、防风炭、蜜防风。

【图注】图中分别示意根尾部不开叉和开叉的防风。

蒲黄

自采者真。勿用松黄并黄蒿，其二件全似，只是味粗及吐人。凡欲使蒲黄，须隔三重纸焙令色黄，蒸半日，却焙令干，用之妙。行血生用，止血炒用。

【点评】蒲黄在古时的炮制方法为，在蒲黄下垫三层纸，再焙至色黄，然后蒸半日，焙干。古人认为蒲黄生熟异用，生品可行血，炒制后能止血。因蒲黄为花粉类药材，颗粒小而轻，直接焙难以控制火候，故隔三层纸利于把握炮制的程度。现行的饮片多用生蒲黄与蒲黄炭，并认为两者均具有止血作用。《中国药典》(2015 版)一部蒲黄来源项下初加工为"夏季采收蒲棒上部的黄色雄花序，晒干后碾轧，筛取花粉。剪取雄花后，晒干，成为带有雄花的花粉，即为草蒲黄"。饮片项下炮制方法为"揉碎结块，过筛"；蒲黄炭的炮制方法为"取净蒲黄，照炒炭法炒至棕褐色"。蒲黄现行的炮制品种尚有炒蒲黄、酒制蒲黄、醋制蒲黄。

续断

皱皮黄色，折之烟尘起者良。用酒浸一伏时，捣碎去筋，焙干用。地黄为之使，恶雷丸。

【点评】古人认为，续断经黄酒浸泡2 个小时后，捣碎，去除长纤维，焙干后入药。续断经酒制后化学成分发生了转化，续断皂苷Ⅵ及其乙酰化类似物含量显著上升，而酚酸类成分中的二咖啡酰奎宁酸的含量显著降低，咖啡酸含量显著升高。《中国药典》(2015 版)一部续断来源项下初加工为"秋季采挖，除去根头和须根，用微火烘至半干，堆置'发汗'至内部变绿色时，再烘干"。饮片项下炮制方法为"洗净，润透，切厚片，干燥"；酒续断的炮制方法为"取续断片，照酒炙法炒至微带黑色"。续断现行的炮制品种尚有炒续断、盐续断、

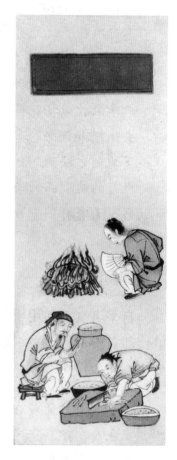

图 6-26　炮制续断

续断炭。

【图注】图中三人，右下一人在切药材。左下一人手持药材，当为去筋。旁边一坛，示意用酒浸药。图上方一人蹲于灶前烘焙药物。

漏芦

枯黑如漆，味不苦酸者真。细剉，拌生甘草相对蒸，从巳至申，去甘草，拣净用。连翘为之使。

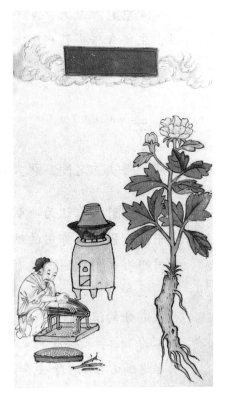

图 6-27　炮制漏芦

【点评】古人认为，漏芦应剉细后，与生甘草拌匀，蒸6个小时，去除甘草后即可入药。现代研究表明，漏芦中含甘草苷。古法中与生甘草同蒸可能与增加漏芦中甘草苷含量有关。今法未见加入生甘草炮制者。《中国药典》（2015版）一部漏芦来源项下初加工为"春、秋二季采挖，除去须根和泥沙，晒干"。饮片项下炮制方法为"除去杂质，洗净，润透，切厚片，晒干"。

【图注】图中仅一人用铡刀切药，下衬以盛药之木盒。旁有一炉，炉上有锅及甑，示意药物须蒸制。

天名精

一名过冬青，即荔枝草，吴人又呼为天麻、地菘。擂汁服。垣衣、地黄为之使。

【点评】此处天名精为将鲜品擂出汁液服用。天名精具芳香性，主要含倍半萜内酯，属沸点较低的挥发性成分，鲜用时可得到最大程度的保留。现天名精可鲜用，亦可晒干后使用。

决明子

炒研。蓍实为之使，恶大麻子。

【点评】古人认为决明子应炒制后，研碎使用。炒制后，决明子中具有强泻下作用的结合型蒽醌含量有所降低，具有轻微泻下作用的游离型蒽醌含量有所升高，总体而言，决明子的泻下作用得到缓和。同时，炒制之后，决明子质地酥脆，容易研碎，利于有效成分的溶出。《中国药典》（2015 版）一部决明子来源项下初加工为"秋季采收成熟果实，晒干，打下种子，除去杂质"。饮片项下炮制方法为"除去杂质，洗净，干燥。用时捣碎"；炒决明子的炮制方法为"取净决明子，照清炒法炒至微鼓起、有香气。用时捣碎"，与古法一致。决明子现行的炮制品种尚有盐炒决明子。

丹参

去芦。卖家多染色，须辨之。畏盐水。

【点评】古人认为丹参去掉芦头（根茎部分）即可入药，此处并未列出炮制方法。《中国药典》（2015版）一部丹参来源项下初加工为"春、秋二季采挖，除去泥沙，干燥"。饮片项下炮制方法为"除去杂质和残茎，洗净，润透，切厚片，干燥"；酒丹参的炮制方法为"取丹参片，照酒炙法炒干"。丹参现行的炮制品种尚有炒丹参、猪血丹参、鳖血丹参、醋丹参、米丹参、丹参炭。

茜根

勿用赤柳草根，真似茜根，只是滋味涩，不入药中用。若服，令人患内瘴眼，速服甘草水解之。凡使，用铜刀于槐砧上剉，日干，勿犯铁并铅。畏鼠姑，制雄黄。

【点评】茜根即茜草。古人认为，茜草炮制过程不可接触铁器，应用铜刀在槐木砧板上剉细，晒干后入药。盖因茜草含蒽醌类成分，易于铁元素发生络合反应而导致疗效降低。《中国药典》（2015版）一部茜草来源项下初加工为"春、秋二季采挖，除去泥沙，干燥"。饮片项下炮制方法为"除去杂质，洗净，润透，切厚片或段，干燥"；茜草炭的炮制方法为"取茜草片或段，照炒炭法炒至表面焦黑色"。茜草现行的炮制品种尚有炒茜草、酒制茜草。

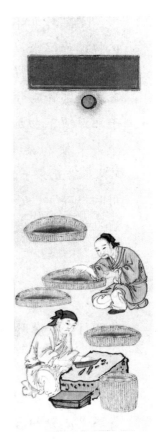

图6-28　炮制茜根

【图注】图中二人，左下一人用刀在槐木砧上切药，右上一人在太阳下摊晒药物。

五味子

辽东者佳，去枯者。铜刀劈作两片，用蜜浸蒸，从巳至申，或晒，或烘炒。苁蓉为之使，恶葳蕤，胜乌头。

【点评】五味子主要含木脂素类成分，易与铁发生反应。古人认为，应以铜刀切开，蜜水浸泡，蒸制 6 个小时，晒干或烘干、炒干入药，为蜜五味子。蜜炙之后，五味子酸敛甘补作用增强，多用于肺肾两亏的久嗽、虚喘。《中国药典》(2015 版) 一部五味子来源项下初加工为"秋季果实成熟时采摘，晒干或蒸后晒干，除去果梗和杂质"。饮片项下炮制方法为"除去杂质。用时捣碎"。醋五味子的炮制方法为"取净五味子，照醋蒸法蒸至黑色。用时捣碎"。五味子现行的炮制品种尚有炒五味子、蒸五味子、酒五味子、酒蜜制五味子。

忍冬

花四月采，藤叶不拘时采，俱阴干，不见日火。

【点评】此处忍冬即金银花和忍冬藤。古人认为，采收之后只可阴干，不能晒干。干燥方法的不同会对金银花中绿原酸和黄酮类成分的含量造成影响，古法为阴干，耗时较长，现已较少采用。为实现有效成分的保留和色泽的保持，现金银花多采用杀青后低温烘干法。忍冬叶中绿原酸及茎中游离氨基酸含量以阴干者较高。《中国药典》(2015 版) 一部金银花来源项下初加工为"夏初花开放前采收，干燥"，忍冬藤项下初加工为"秋、冬二季采割，晒干"。忍冬藤饮片项下炮制方法为"除去杂质，洗净，闷润，切段，干燥"。金银花现行的炮制品种尚有炒金银花、金银花炭。

蛇床子

凡使，须用浓盐汁、百部煎浓汁，二味同浸三伏时，漉出，日干，却用生地黄汁相拌蒸，从午至亥，日干用。恶牡丹、贝母、巴豆，伏硫黄。

【点评】古人认为，蛇床子炮制时，应以浓盐水和百部煎汤共同浸泡6个小时，滤出后晒干，再用生地黄煎汤拌匀，蒸制10个小时，晒干后入药。盐制入肾，盐水浸泡可增强蛇床子温肾壮阳的功效；百部煎汤浸泡可增强蛇床子杀虫止痒的功效；生地黄具有清热凉血、养阴生津的功效，以生地黄煎汤拌入蛇床子，可缓解蛇床子的辛燥之性。《中国药典》(2015版)一部蛇床子来源项下初加工为"夏、秋二季果实成熟时采收，除去杂质，晒干"。蛇床子现行的炮制品种尚有炒蛇床子。

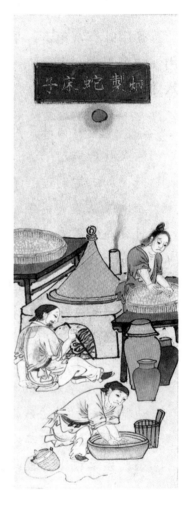

图6-29　炮制蛇床子

【图注】图中三人，下方一人在盆中浸洗药材，中一人在灶前烧火蒸药，锅上有尖斗笠状盖，右上一人在竹匾中摊晾药材，背景有太阳及晒药竹匾，示意药物蒸后须晒干。

茵陈蒿

须用叶有八角者。采得阴干，去根，细剉用。勿令犯火。山茵陈，俗呼为帝钟茵陈，即八角也。伏硇砂。

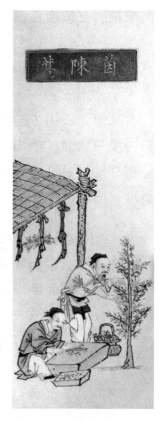

图 6 – 30　炮制茵陈蒿

【点评】茵陈蒿即茵陈。古人认为，茵陈采收后应阴干，仅用地上部分，剉细入药，加工炮制过程不可高温。茵陈含挥发油、绿原酸、黄酮、香豆素等成分，高温时容易降解或损失，但因阴干耗时较长，现多为晒干。《中国药典》（2015 版）一部茵陈药用部位为地上部分，与古时一致，来源项下初加工为"春季幼苗高 6 ~ 10cm 时采收或秋季花蕾长成至花初开时采割，除去杂质和老茎，晒干"，春季采收的习称"绵茵陈"，秋季采割的称"花茵陈"。饮片项下炮制方法为"除去残根和杂质，搓碎或切碎。绵茵陈筛去灰屑"。

【图注】图中二人，一人在采摘（植株比例过大），一人在切药，左草棚下悬挂此药，示意药物须风干。

沙参

去芦。白实味甘者良。恶防己。

【点评】沙参即南沙参。古人认为，去除芦头（根茎）即可入药，未列出炮制加工方法。此处药用部位为根，与现行一致。《中国药典》（2015 版）一部南沙参来源项下初加工为"春、秋二季采挖，除去须根，洗后趁鲜刮去粗皮，洗净，干燥"。饮片项下炮制方法为"除去杂质，洗净，润透，切厚片，干燥"。南沙参现行的炮制品种尚有蜜南沙参。

王不留行

拌湿蒸之，从巳至未，以浆水浸一宿，焙干用。

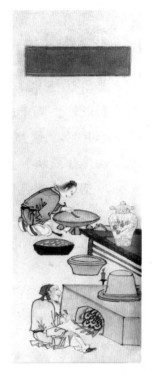

图 6-31　炮制王不留行

【点评】古人认为，王不留行炮制方法为，加水润湿，蒸制 4 个小时，再用浆水（小米煮熟，趁热置冷水中，浸泡五六天，味发酸，表面生出白色的物质时，取液体部分，即为浆水）浸泡过夜，焙干。浆水主要含乳酸菌，pH 值较低，为王不留行所含的三萜皂苷和黄酮苷等成分提供了缓和的酸性环境，利于有效成分的转化，提高药效。现已较少采用此法炮制。《中国药典》(2015版)一部王不留行来源项下初加工为"夏季果实成熟、果皮尚未开裂时采割植株，晒干，打下种子，除去杂质，再晒干"。饮片项下炮制方法为"除去杂质"；炒王不留行的炮制方法为"取净王不留行，照清炒法炒至大多数爆开白花"。

【图注】图中二人，下方一人在灶前烧火蒸药，中间有一盛满浆水的盆，示意浸泡，上方一人用小火在锅中焙干药物。

干姜

马湖者良。微炒。若治产后血虚发热及止血，俱炒黑。温中炮用，散寒邪，理肺气。止呕生用。秦椒为之使，恶黄芩、黄连、天鼠粪，杀半夏、南星、莨菪毒。

【点评】古人认为干姜应略微炒制后入药，如用于治疗产后血虚发热及止血，当炒黑，即姜炭；如用于温中，当用炮姜；如用于止呕，则应生用。古今用法基本一致。炮制程度不同，干姜中挥发性成分的组分会有所不同，为其作用的物质基础。《中国药典》(2015版)一部干姜来源项下初加工为"冬季采挖，除去须根和泥沙，晒干或低温干燥。趁鲜切片晒干或低温干燥者称为'干姜片'"。饮片项下炮制方法为"除去杂质，略泡，洗净，润透，切厚片或块，干燥"；姜炭的炮制方法为"取干姜块，照炒炭法炒至表面黑色、内部棕褐色"。

生姜

不宜使熟，宜捣绞汁，待药煎成倾入，方不失生字之义。如入药煎，乃熟姜，非生姜矣。使、恶、杀同干姜。

【点评】生姜与干姜相比，低沸点的挥发性成分完全保留。为了避免低沸点挥发性成分的损失，古人认为，生姜不可与药同煎，应取鲜生姜，捣蓉，绞汁，待药煎好后，兑入药液中服用。《中国药典》(2015版)一部生姜来源项下初加工为"秋、冬二季采挖，除去须根和泥沙"。饮片项下炮制方法为"除去杂质，洗净。用时切厚片"。

【图注】图中二人，下方一人在流水旁将生姜装入瓶中，上方一人在将生姜切片或去皮。红日与竹匾示意药物须晒干。

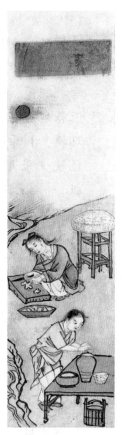

图6-32 炮制生姜

葈①耳实

蒸用，或炒熟，捣去刺用。忌猪肉、马肉、米泔。

【点评】葈耳实即苍耳子。古人认为，苍耳子应蒸制或炒制后，捣去刺再入药。蒸制或炒制后便于去刺，主要目的是方便使用。古今炮制方法基本一致。《中国药典》(2015版)一部苍耳子来源项下初加工为"秋季果实成熟时采收，干燥，除去梗、叶等杂质"。饮片项下炮制方法为"除去杂质"；炒苍耳子的炮制方法为"取净苍耳子，照清炒法炒至黄褐色，去刺，筛净"。苍耳子现行的炮制品种尚有麸炒苍耳子。

【图注】图中仅一人，坐于几案前切药，旁边有一炉，正在蒸药。

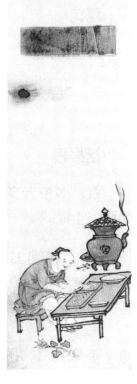

图6-33 炮制葈耳实

葛根

雪白多粉者良。

【点评】古人认为葛根以断面雪白、粉性强者质佳，此处葛根应指粉葛。《中国药典》(2015版)一部粉葛来源项下初加工为"秋、冬二季采挖，除去外皮，稍干，截段或再纵切两半或斜切成厚片，干燥"。饮片项下炮制方法为"除去杂质，洗净，润透，切厚片或切块，干燥"。粉葛现行的炮制品种尚有炒粉葛、麸煨粉葛。

---

① 葈(xǐ 洗)耳实：即苍耳子。

葛花

消酒煎饮。

【点评】葛花煎服可解酒，古今用法一致，且均认为无须炮制。

栝楼根

雪白多粉者良。枸杞为之使，恶干姜，畏牛膝、干漆。

【点评】栝楼根即天花粉，以断面雪白、粉性强者质佳。《中国药典》（2015 版）一部天花粉来源项下初加工为"秋、冬二季采挖，洗净，除去外皮，切段或纵剖成瓣，干燥"。饮片项下炮制方法为"略泡，润透，切厚片，干燥"。

【图注】图中二人，右一人在捣栝楼根，左一人在烧煮药材取汁。

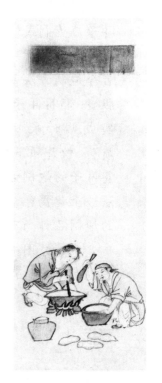

图 6-34　炮制栝楼

栝楼仁

捣碎，用粗纸压去油。

【点评】栝楼仁即瓜蒌子种仁。古人认为，应将其捣碎，用纸吸去部分油脂再入药。瓜蒌子种仁富含油脂，吸去部分油脂可缓和其滑肠通便的作用。今以瓜蒌子（带种皮种子）入药。《中国药典》（2015 版）一部瓜蒌子来源项下初加工为"秋季采摘成熟果实，剖开，取出种子，洗净，晒干"。饮片项下炮制方法为"除去杂质和干瘪的种子，洗净，晒干，用时捣碎"。与古法相比，药典收载方法大为简便，免除了剥除硬革质种皮的工序；未吸去油脂，因种皮不含油脂，对种仁中的油脂有稀释作用。瓜蒌子现行的炮制品种尚有炒瓜蒌子、蜜瓜蒌子、瓜蒌子霜。

苦参

先须用糯米浓泔汁浸一宿，上有腥秽气并在水面上浮，并须重重淘过，即蒸，从巳至申出，曝干，细剉用之，不入汤药。玄参为之使，恶贝母、漏芦、菟丝子，伏汞、雌黄、焰硝。

【点评】古人认为，苦参须先用糯米的淘米水浸泡过夜，反复淘洗，再蒸制6个小时，晒干，剉细后入药，不能入煎剂。苦参性味苦寒，糯米淘米水浸泡可缓和苦参对脾胃的刺激；反复淘洗后，苦参碱的含量有所降低，药性进一步缓和。现炮制方法已大为简化。《中国药典》(2015版)一部苦参来源项下初加工为"春、秋二季采挖，除去根头和小支根，洗净，

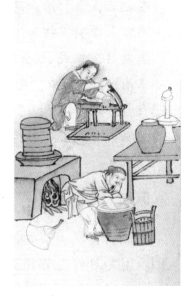

图6-35 炮制苦参

干燥，或趁鲜切片，干燥"。饮片项下炮制方法为"除去残留根头，大小分开，洗净，浸泡至约六成透时，润透，切厚片，干燥"。苦参现行的炮制品种尚有苦参炭、麸苦参。

【图注】图中二人，下方一人在淘洗浸泡的苦参，其身后是炉灶，上为笼甑，示意药要蒸过。上方一人用铡刀在切药。

当归

色白味甘者良。去尘并头尖硬处一分以来，洗净，酒浸一宿。若要破血，即使头一节硬实处；若要止痛止血，即用尾；若一概用，不如不使。服食无效，单使妙也。恶䕛茹、湿面，制雄黄，畏菖蒲、生姜、海藻、牡蒙。

【点评】古人认为，当归黄酒浸泡过夜后入药疗效较好，并认为应分部位使用才能有效，归头破血，归尾止血，全归无效。酒浸之后，当归活血通经的功效加强。《中国药典》(2015 版)一部当归来源项下初加工为"秋末采挖，除去须根和泥沙，待水分稍蒸发后，捆成小把，上棚，用烟火慢慢熏干"。饮片项下炮制方法为"除去杂质，洗净，润透，切薄片，晒干或低温干燥"；酒当归的炮制方法为"取净当归片，照酒炙法炒干"。当归现行的炮制品种尚有炒当归、土炒当归、当归炭。

麻黄

陈久者良。去节并沫，若不尽，服之令人闷。用夹刀剪去节并头，槐砧上用铜刀细剉，煎三四十沸，竹片掠去上沫尽，漉出，熬干用之。厚朴、白薇为之使，恶辛夷、石韦。

【点评】古人有"麻黄节、麻黄煎汤时的浮沫令人烦闷"的说法，并认为麻黄久储后质量更好。麻黄主要含麻黄碱，主要位于麻黄草质茎的髓部，节处麻黄碱含量较低，去节能保证疗效。煎汤时

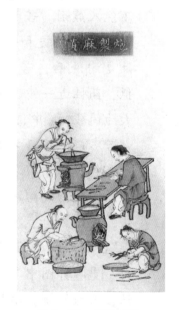

图 6-36　炮制麻黄

的浮沫与麻黄所含的挥发油有关，掠去浮沫减少了挥发油的含量，使发汗的功效有所缓和。节在麻黄药材中所占比例很低，去除节增加了药材加工的工序，故现在一般都不去节。《中国药典》(2015 版)一部麻黄来源项下初加工为"秋季采割绿色的草质茎，晒干"。饮片项下炮制方法为"除去木质茎、残根及杂质，切段"；蜜麻黄的炮制方法为"取麻黄段，照蜜炙法炒至不粘手，每 100kg 麻黄用炼蜜 20kg"。麻黄现行的炮制品种尚有麻黄绒、蜜麻黄绒、炒麻黄、生姜甘草制麻黄。

【图注】图中四人，右下一人用剪刀剪去麻黄根，左下一人在木砧上切麻黄，左上一人将麻黄煮沸，以便去上沫。另有一人坐在案前，手握一支麻黄，似为去节。

白芍药

以竹刀刮去粗皮并头土了，刬之，将蜜水拌蒸，从巳至未，曝干用之。今人多以酒浸蒸，切片，或用炒亦良。须丸、乌药、末药为之使，恶石斛、芒硝。

【点评】白芍药即白芍。古人认为应使用竹刀刮去根表皮及泥土，切片，蜂蜜水拌匀，蒸制 4 个小时，晒干后入药；后来改为黄酒浸泡后蒸制或炒制，再切片，干燥。去皮后，白芍中芍药苷、没食子酸、苯甲酸含量大幅下降。酒制能缓和白芍的寒性，使其养血调经的功效有所增强。《中国药典》(2015 版)一部白芍来源项下初加工为"夏、秋二季采挖，洗净，除去头尾和细根，置沸水中煮后除去外皮或去

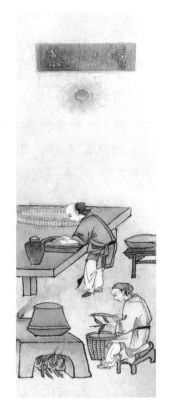

图 6-37 炮制芍药

皮后再煮，晒干"。饮片项下炮制方法为"洗净，润透，切薄片，干燥"，炒白芍的炮制方法为"取净白芍片，照清炒法炒至微黄色"；酒白芍的炮制方法为"取净白芍片，照酒炙法炒至微黄色"。酒白芍的炮制方法仅保留了古时的炒制。白芍现行的炮制品种尚有醋白芍、土炒白芍、白芍炭。

【图注】图中二人，下方一人用刀刮粗皮，旁有炉灶，上有甑蒸药。上方一人在大桌上摊开蒸过的药材，以便在太阳下晒干。

赤芍药

制度并使、恶同白芍药。

【点评】赤芍药即赤芍。古人认为，其炮制方法与白芍一致，主要为黄酒浸泡后蒸制或炒制，再切片，干燥。酒制能缓和赤芍的寒性，使其散瘀止痛的功效有所增强。《中国药典》(2015版)一部赤芍来源项下初加工为"春、秋二季采挖，除去根茎、须根及泥沙，晒干"。饮片项下炮制方法为"除去杂质，分开大小，洗净，润透，切厚片，干燥"。赤芍现行的炮制品种尚有炒赤芍。

瞿麦

只用蕊壳，不用茎叶。若一时使，即空心，令人气咽，小便不禁。凡欲用，先须以堇竹沥浸一伏时，漉出，晒干用。牡丹、蘘草为之使，恶螵蛸，伏丹砂。

【点评】古人认为瞿麦应先用竹沥浸泡2个小时，滤出后晒干入药。竹沥浸泡可增强瞿麦利尿通淋的功效。现瞿麦较少用竹沥炮制。《中国药典》(2015 版) 一部瞿麦来源项下初加工为"夏、秋二季花果期采割，除去杂质，干燥"。饮片项下炮制方法为"除去杂质，洗净，稍润，切段，干燥"。

玄参

墨黑者良。用蒲草重重相隔，入甑蒸两伏时后，出，干。勿令犯铜铁，饵之噎人喉，丧人目。拣去蒲草尽了，用之。一法：用酒洗去尘土，切片，晒干用。恶黄芪、干姜、大枣、山茱萸。

【点评】古法炮制玄参时，用蒲草间隔，蒸制 4 个小时，取出，晒干。也可用黄酒将玄参洗净，切片，晒干。蒸制可缓和玄参的寒性，此外，玄参含较多的黏性物质，蒸制后利于切片。因玄参含环烯醚萜苷类成分，易在炮制加工过程中与铜和铁发生反应，故不能接触铜器和铁器。酒洗也能去除玄参的部分寒性。现玄参的采收加工采用了反复发汗的方法。《中国药典》

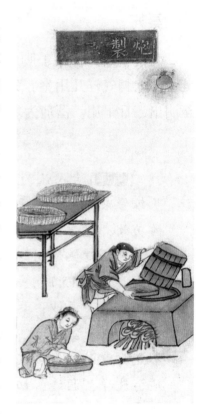

图 6-38　炮制玄参

(2015 版) 一部玄参来源项下初加工为"冬季茎叶枯萎时采挖，除去根茎、幼芽、须根及泥沙，晒或烘至半干，堆放 3～6 天，反复数次至干燥"。饮片项下炮制方法为"除去残留根茎和杂质，洗净，润透，切薄片，干燥；或微泡，蒸透，稍晾，切薄片，干燥"。玄参现行的炮制品种尚有盐玄参、豆盐制玄参、油蜜制玄参。

【图注】图中二人，右上一人掀开笼甑盖，放入一蒲草垫相隔，左下一人备药，准备放入甑蒸。背景为红日，晒药架上两竹匾，示意药物须经过日晒干燥。

秦艽

凡使秦并艽，须于脚纹处认取。左纹列为秦，治疾；右纹列为艽，即发脚气。凡用秦，先以布拭上黄肉毛尽，然后用童便浸一宿，至明出，日干用。菖蒲为之使，畏牛乳。

【点评】古人认为，秦艽应先用布擦去根头部的纤维状叶基维管束，再用童便浸泡过夜，晒干入药。童便有滋阴降火的功效，以童便炮制可增强秦艽清湿热、退虚热的功效。现已不再用童便炮制秦艽，采收后多采用发汗的加工方法。《中国药典》(2015版)一部秦艽来源项下初加工为"春、秋二季采挖，除去泥沙；秦艽和麻花艽晒软，堆置'发汗'至表面呈红黄色或灰黄色时，摊开晒干，或不经'发汗'直接晒干；小秦艽趁鲜时搓去黑皮，晒干"。饮片项下炮制方法为"除去杂质，洗净，润透，切厚片，干燥"。秦艽现行的炮制品种尚有酒秦艽。

百合

白花者良，酒拌蒸。

【点评】古人认为，百合的炮制方法为黄酒拌匀后蒸制。百合含皂苷类成分，酒制可促进皂苷类成分的溶出，还能缓和百合的寒性。现百合较少酒制，主要为蜜炙。《中国药典》(2015 版) 一部百合来源项下初加工为"秋季采挖，洗净，剥取鳞叶，置沸水中略烫，干燥"。饮片项下炮制方法为"除去杂质"；蜜百合的炮制方法为"取净百合，照蜜炙法炒至不粘手"。

知母

皮黄肉白者良。于槐砧上细剉，焙干，木臼杵捣。一法：去毛蜜炙，勿令犯铁器。得黄柏及酒良，伏硼砂、盐。

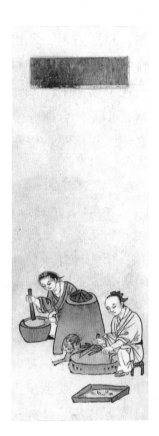

图 6-39 炮制知母

【点评】古法炮制知母时，在槐木砧板上剉细，焙干，再用木臼捣碎后入药；或去毛后蜜炙。炮制过程不可与铁器接触。蜜炙可增强知母滋阴润燥的功效。现知母蜜炙较少，多为盐炙。《中国药典》(2015 版) 一部知母来源项下初加工为"春、秋二季采挖，除去须根和泥沙，晒干，习称'毛知母'；或除去外皮，晒干"。饮片项下炮制方法为"除去杂质，洗净，润透，切厚片，干燥，去毛屑"；盐知母的炮制方法为"取知母片，照盐水炙法炒干"。知母现行的炮制品种尚有炒知母、麸炒知母、酒知母。

【图注】图中二人，右一人用刀切药，左一人在杵捣药材。中间有炉，供焙干知母用。

贝母

黄白轻松者良。先于柳木灰中炮令黄，劈破，去内口鼻上有米许大者心一小颗后，拌糯米于铫上同炒，待米黄熟，然后去米，取出。其中有独颗团不作两片、无皱者，号曰"丹龙精"，不入药用；若误服，令人筋脉不收，用黄精、小蓝汁合服，立愈。厚朴、白薇为之使，恶桃花，畏秦艽、莽草、礜石。

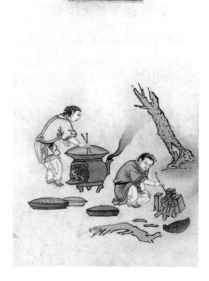

图6-40　炮制贝母

【点评】此处贝母应指浙贝母。古人认为，将浙贝母置柳木灰中炮制至发黄，劈开，去除芯芽，再和糯米拌匀炒制。糯米同炒可缓和浙贝母苦寒之性，以保护脾胃。现炮制加工方法与古法不同。《中国药典》(2015版)一部浙贝母来源项下初加工为"初夏植株枯萎时采挖，洗净。大小分开，大者除去芯芽，习称'大贝'；小者不去芯芽，习称'珠贝'。分别撞擦，除去外皮，拌以煅过的贝壳粉，吸去擦出的浆汁，干燥；或取鳞茎，大小分开，洗净，除去芯芽，趁鲜切成厚片，洗净，干燥，习称'浙贝片'"。饮片项下炮制方法为"除去杂质，洗净，润透，切厚片，干燥；或打成碎块"。

【图注】图中二人，画面上有一残树，示意为柳木。右一人蹲身用柳木烧灰，炮制贝母。左一人在锅中炒贝母(须拌糯米)。

白芷

白色不蛀者良。当归为之使，恶旋
覆花，制雄黄、硫黄。

【点评】古人认为白芷以色白无
虫蛀者质佳。此处并未列出炮制方
法。《中国药典》(2015 版) 一部白芷
来源项下初加工为"夏、秋间叶黄时
采挖，除去须根和泥沙，晒干或低
温干燥"。饮片项下炮制方法为"除
去杂质，大小分开，略浸，润透，
切厚片，干燥"。

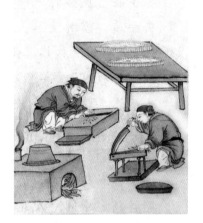

图 6-41　炮制白芷

【图注】图中二人，左边一人用
刀刮削上皮，右边一人用铡刀切药。左下炉灶及甑，示意药物须
蒸过。背景红日、晒药架及竹匾，示意药物须晒干。

淫羊藿

细剉，用羊脂相对拌炒过，待羊脂
尽为度。每修事一斤，用羊脂四两为度
也。薯蓣、紫芝为之使，得酒良。

【点评】古人认为，淫羊藿的炮
制方法为羊脂制，剉细，用羊脂拌
匀，炒至羊脂被淫羊藿吸净为止，
羊脂用量为淫羊藿的四分之一。羊
脂能温散寒邪，补虚润燥，羊脂炒

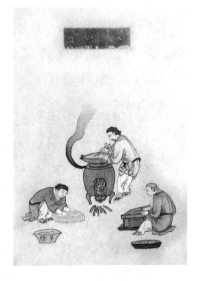

图 6-42　炮制淫羊藿

制后，淫羊藿温肾助阳的功效得到加强；从有效成分含量上而言，羊脂油炙后淫羊藿中淫羊藿苷的含量有所降低，淫羊藿苷发生转化，生成了温肾助阳功效更好的成分。古今炮制方法基本一致。《中国药典》（2015版）一部淫羊藿来源项下初加工为"夏、秋季茎叶茂盛时采收，晒干或阴干"。饮片项下炮制方法为"除去杂质，喷淋清水，稍润，切丝，干燥"；炙淫羊藿的炮制方法为"取羊脂油加热熔化，加入淫羊藿丝，用文火炒至均匀有光泽，取出，放凉"，羊脂油用量比古法略有降低，为淫羊藿的五分之一。淫羊藿现行的炮制品种尚有酥油制淫羊藿、酒淫羊藿、炒淫羊藿。

【图注】图中三人，右一人用铡刀切细药物，左一人蹲身在竹匾中拌和药物，旁边有一盆，盆边写"羊脂"二字，说明是用羊脂拌药。中间一人在铁锅中炒淫羊藿。

黄芩

入肺经用枯芩，去腐，酒浸，切，炒。入大肠或安胎等，俱用子芩，酒浸，切，炒。龙骨、山茱萸为之使，恶葱实，畏丹砂、牡丹、藜芦。

【点评】古法炮制黄芩采用先黄酒浸透，后切片炒制的方法。酒制可缓和黄芩苦寒之性，以免伤害脾阳，同时还能引药入血分。黄芩酒制后黄酮苷类成分减少，黄酮苷元类成分增多。古今炮制方法基本一致。《中国药典》（2015版）一部黄芩来源项下初加工为"春、秋二

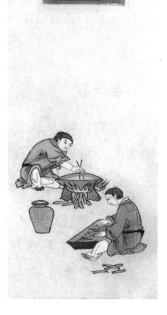

图6-43　炮制黄芩

季采挖，除去须根和泥沙，晒后撞去粗皮，晒干"。饮片项下炮制方法为"除去杂质，置沸水中煮10分钟，取出，闷透，切薄片，干燥；或蒸半小时，取出，切薄片，干燥(注意避免暴晒)"。酒黄芩的炮制方法为"取黄芩片，照酒炙法炒干"。黄芩现行的炮制品种尚有炒黄芩、焦黄芩、黄芩炭、姜黄芩、蜜黄芩。

【图注】图中二人，右一人在拣去枯梗，左一人在锅中炒黄芩。旁有一酒瓮，示意用酒浸后再炒。

狗脊

凡修事，火燎去毛，细到了，酒拌蒸，从巳至申出，曝干用。草薢为之使，恶莎草、败酱。

【点评】古法炮制狗脊时，先用火燎去金黄色绒毛，再到细，黄酒拌匀，蒸制6个小时。酒制可增强狗脊祛风湿、补肝肾、强腰膝的功效。现酒狗脊炮制方法与古法基本一致，但炮制品以烫狗脊为主。《中国药典》(2015版)一部狗脊来源项下初加工为"秋、冬二季采挖，除去泥沙，干燥；或去硬根、叶柄及金黄色绒毛，切厚片，干燥，为'生狗脊片'；蒸后晒至六七成干，切厚片，干燥，为'熟狗脊片'"。饮片项下炮制方法为"除去杂质；未切片者，洗净，润透，切厚片，干燥"；烫狗脊的炮制方法为"取生狗脊片，照烫法用砂烫至鼓起，放凉后除去残存绒毛"。狗脊现行的炮制品种尚有蒸狗脊、盐狗脊、炒狗脊。

茅根

洗净，捣烂，勿用露根。

【点评】茅根即白茅根。此处可知古时白茅根主要为鲜用，洗净捣烂服用。白茅根具有凉血止血、清热利尿的功效，鲜用时药效保持较好。现白茅根鲜品、干品均可入药。《中国药典》（2015版）一部白茅根来源项下初加工为"春、秋二季采挖，洗净，晒干，除去须根和膜质叶鞘，捆成小把"。饮片项下炮制方法为"洗净，微润，切段，干燥，除去碎屑"；茅根炭的炮制方法为"取净白茅根段，照炒炭法炒至焦褐色"。

紫菀

用东流水淘洗令净，用蜜浸一宿，火上焙干用。凡修事一两，用蜜二分。款冬为之使，恶天雄、藁本、雷丸、远志、瞿麦，畏茵陈。

【点评】古法炮制紫菀采用蜜炙法，用蜂蜜水浸泡过夜，焙干后入药。蜂蜜用量为紫菀的一半。蜜炙可增强紫菀润肺止咳的功效，蜜炙后紫菀中紫菀酮的含量升高。古今炮制方法基本一致，均以蜜炙法为主。《中国药典》（2015版）一部紫菀来源项下初加工为"春、秋二季采挖，除去有节的根茎（习称'母根'）和泥沙，编成

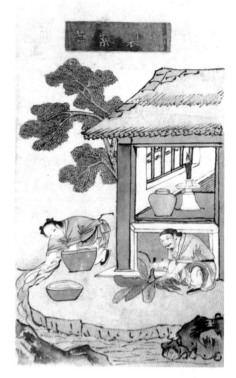

图6-44 炮制紫菀

辫状晒干，或直接晒干"。饮片项下炮制方法为"除去杂质，洗净，稍润，切厚片或段，干燥"；蜜紫菀的炮制方法为"取紫菀

片(段)，照蜜炙法炒至不粘手"。

【图注】图中二人，左一人在流水中淘洗药物，右一人在处理紫菀全株。屋内有蜂蜜水浸泡的坛罐。

紫草

真者方佳。须用蜡水蒸之，待水干，取，去头并两畔髭，细剉用。每修事紫草一斤，用蜡三两，于铛中熔净便投蜡水作汤用。

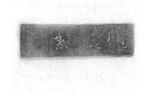

【点评】古法炮制紫草采用蜡水蒸制法，以虫白蜡煮水，与紫草拌匀，蒸制，除去根茎和须根，剉细后入药。蜡水炮制紫草，虫白蜡性温，可增强紫草活血的功效；此外，紫草皮部通常多层重叠，极易脱落，蜡在室温下呈凝固状态，对紫草皮部有固定作用。现蜡水制法已不用。《中国药典》(2015版)一部紫草来源项下初加工为"春、秋二季采挖，除去泥沙，干燥"。饮片项下炮制方法为"新疆紫草：除去杂质，切厚片或段；内蒙古紫草：除去杂质，洗净，润透，切薄片，干燥"。

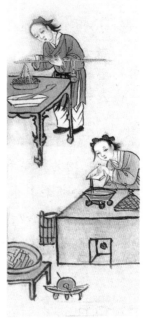

图6-45 炮制紫草

【图注】图中二人，右下一人，在灶台上往一小锅中倾倒液体(当为蜡水)。旁有笼甑盖，示意需要蒸过。灶旁有水桶、竹簏。另有一铁药碾，示意需要研细。左上一人在用称称量药物重量，示意药物与蜡的用量比例应精准。

通草

即木通也。有紫、白二色，紫者皮浓味辛，白者皮薄味淡，二者皆能通利。

【点评】此处通草即木通，未列出炮制方法。《中国药典》(2015版)一部木通来源项下初加工为"秋季采收，截取茎部，除去细枝，阴干"。饮片项下炮制方法为"除去杂质，用水浸泡，泡透后捞出，切片，干燥"。

藁本

去芦，水洗，切。恶藺茹，畏青葙子。

【点评】此处芦头应指根茎上部的茎残基，古今药用部位一致，均为根茎和根，炮制方法为水洗后切制。《中国药典》(2015版)一部藁本来源项下初加工为"秋季茎叶枯萎或次春出苗时采挖，除去泥沙，晒干或烘干"。饮片项下炮制方法为"除去杂质，洗净，润透，切厚片，晒干"。

石韦

背有黄毛，须拭极净，羊脂拌炒焦黄色。滑石、杏仁、射干为之使，得菖蒲良，制丹砂、矾石。

【点评】古法炮制石韦时，先将叶背面的毛去干净，再用羊脂油拌匀，炒至焦黄色。去毛可避免石韦煎服时对咽喉造成刺激；羊脂性温，炮制后可缓解石韦的寒性。现羊脂制石韦的炮制方法已未见使用，也不再去除叶背面的毛。《中国药典》(2015 版) 一部石韦来源项下初加工为"全年均可采收，除去根茎和根，晒干或阴干"。饮片项下炮制方法为"除去杂质，洗净，切段，干燥，筛去细屑"。

萆薢

其根细长浅白者真。酒浸一宿，焙干。忌铁，薏苡为之使，畏前胡、柴胡、牡蛎、大黄、葵根。

【点评】萆薢即绵萆薢。古法炮制绵萆薢时，用黄酒浸泡过夜，焙干后入药。酒浸可促进绵萆薢皂苷类成分的溶出。酒绵萆薢现少见使用。《中国药典》(2015 版) 一部绵萆薢来源项下初加工为"秋、冬二季采挖，除去须根，洗净，切片，晒干"。绵萆薢现行的炮制品种尚有麸炒绵萆薢。

土茯苓

忌铁、茶。

【点评】古人认为土茯苓加工过程忌铁器，因土茯苓中所含的皂苷类成分易与铁发生反应。此处未列出炮制方法。《中国药典》(2015 版) 一部土茯苓来源项下初加工为"夏、秋二季采挖，除去须根，洗净，干燥；或趁鲜切成薄片，干燥"。饮片项下炮制方法为"未切片者，浸泡，洗净，润透，切薄片，干燥"。

白薇

用糯米泔汁浸一宿，至明取出，去髭了，于槐砧上细剉，蒸从巳至申出，用。夏月浸两时许。恶黄芪、干姜、大枣、山茱萸、大黄、大戟、干漆。

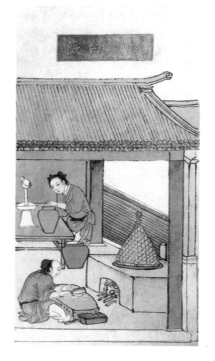

图6-46　炮制白薇

【点评】古法炮制白薇时，先用糯米淘米水浸泡过夜，去除细小须根，于槐木砧板上剉细，蒸制6个小时，干燥后入药。糯米淘米水浸泡可缓和白薇苦寒之性，不至于伤及脾胃。《中国药典》(2015版)一部白薇来源项下初加工为"春、秋二季采挖，洗净，干燥"。饮片项下炮制方法为"除去杂质，洗净，润透，切段，干燥"。白薇现行的炮制品种尚有炒白薇、蜜白薇。

【图注】图中室内一人可能是以糯米淘米水浸药，左下一人在槐木砧板上切药，然后上甑蒸过。

大青

处处有之，三四月采茎，阴干。

【点评】此处指马鞭草科大青，用其茎叶入药，古法认为，应阴干。阴干费时较长，现通常鲜用或切段晒干。

艾叶

产蕲州者良。入药用新，灸火用陈。苦酒、香附为之使。

【点评】此处未列出炮制方法。古人认为，入药所用艾叶不可放置时间过长，用于灸则陈艾较好。《中国药典》(2015版)一部艾叶来源项下初加工为"夏季花未开时采摘，除去杂质，晒干"。饮片项下炮制方法为"除去杂质及梗，筛去灰屑"；醋艾炭的炮制方法为"取净艾叶，照炒炭法炒至表面焦黑色，喷醋，炒干，每100kg艾叶用醋15kg"。艾叶现行的炮制品种尚有艾叶炭、醋艾叶。

恶实

一名鼠粘子，一名牛蒡子，一名大力子。用酒拌蒸，待上有薄白霜重出，却用布拭上，然后焙干，捣如粉用。

【点评】恶实即牛蒡子。古法炮制牛蒡子时，先用黄酒拌匀，再蒸至有白霜(脂肪油)析出，擦去白霜后，焙干，捣成细粉入药。酒制可缓和牛蒡子苦寒之性，同时，有助于牛蒡子所含脂肪油的析出，减少了牛蒡子入药时脂肪油的含量。现牛蒡子的酒制去霜法已较少使用，主要炮制品为炒牛蒡子。《中国药典》(2015版)一部牛蒡子来源项下初加工为"秋季果实

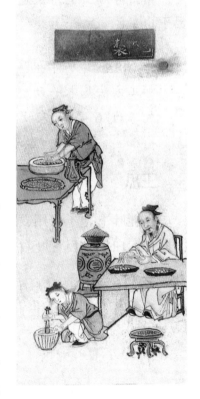

图6-47 炮制恶实

成熟时采收果序，晒干，打下果实，除去杂质，再晒干"。饮片项下炮制方法为"除去杂质，洗净，干燥。用时捣碎"。炒牛蒡子的炮制方法为"取净牛蒡子，照清炒法炒至略鼓起、微有香气。用时捣碎"。

【图注】图中三人，左上一人在将酒壶中的酒拌入药材。右下一人在拣去杂子。其旁有小灶炉，示意须蒸过。右下角有小铁锅，下可燃火，是焙干药材所用。左下一人用研钵杵捣。左上桌上有摊药的竹匾，背景有红日，示意药物须晒干。

水萍

紫背浮萍，七月采之。拣净，以竹筛摊晒，下置水一盆映之，即易干也。

【点评】水萍即浮萍。古法加工主要为净制后摊开晒干。古今加工方法基本一致。《中国药典》（2015 版）一部浮萍来源项下初加工为"6～9 月采收，洗净，除去杂质，晒干"。

王瓜

根能吐下。子生用，润心肺，治黄病；炒用，治肺痿吐血、肠风泻血、赤白痢、反胃吐食。取汁，制雄汞。

【点评】古人认为王瓜子生熟异用，生品入药能润心肺；炒后入药能止血，与其所含的脂肪油有关。现通常为净制后干燥入药。

地榆

切之如绵者良。酒洗。得发良，恶麦门冬，伏丹砂、雄黄、硫黄。

【点评】古人认为地榆黄酒洗净后入药。酒洗法可缓和地榆的苦寒之性。地榆炭为现行的主要炮制品种。《中国药典》(2015版)一部地榆来源项下初加工为"春季将发芽时或秋季植株枯萎后采挖，除去须根，洗净，干燥，或趁鲜切片，干燥"。饮片项下炮制方法为"除去杂质；未切片者，洗净，除去残茎，润透，切厚片，干燥"。地榆炭的炮制方法为"取净地榆片，照炒炭法炒至表面焦黑色、内部棕褐色"。地榆现行的炮制品种尚有醋地榆、酒地榆、盐地榆。

大小蓟根

消肿捣汁，止血烧灰存性。

【点评】此处大小蓟未分列，大小蓟根指大蓟和小蓟的根。古人认为，大蓟、小蓟根生用时，取鲜品捣汁，用于消肿；大蓟、小蓟根烧炭存性，可用于止血，今法与之一致。现大蓟、小蓟的药用部位通常取地上部分。《中国药典》(2015版)一部大蓟、小蓟来源项下初加工为"夏、秋二季花开时采割地上部分，除去杂质，晒干"。饮片项下炮制方法为"除去杂质，抢水洗或润软后(小蓟为稍润)，切段，干燥"；大蓟炭的炮制方法为"取大蓟段，照炒炭法炒至表面焦黑色"；小蓟炭的炮制方法为"取净小蓟段，照炒炭法炒至黑褐色"。大蓟现行的炮制品种尚有炒大蓟、醋大蓟；小蓟现行的炮制品种尚有炒小蓟。

海藻

凡使，先须用生乌豆并紫背天葵和海藻三件同蒸一伏时，候日干用之。近人但洗净咸味，焙干用。反甘草。

【点评】古人认为，海藻须加入黑豆、紫背天葵一同蒸制 2 个小时，再取出晒干入药。后简化至洗净咸味，焙干后入药，今法与之基本一致。《中国药典》(2015 版) 一部海藻来源项下初加工为"夏、秋二季采捞，除去杂质，洗净，晒干"。饮片项下炮制方法为"除去杂质，洗净，稍晾，切段，干燥"。

【图注】图中一人，将海藻入笼甑蒸过。背景为红日、晒药竹匾，示意药物须摊晒干。

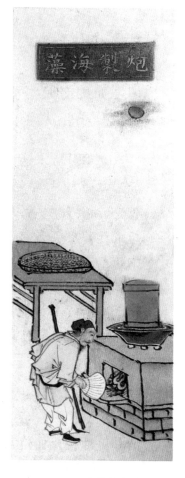

图 6-48　炮制海藻

泽兰

凡使，先要别识雄雌，其形不同。大泽兰形叶皆圆，根青黄，能生血调气，与荣合；小泽兰迥别，采得后看叶上斑，根须尖，茎方，此药能破血，通久积。凡修事大小泽兰，须细锉之，用绢袋盛，悬于屋南畔角上，令干用。防己为之使。

【点评】古人认为，泽兰应切细后，置阴凉通风处干燥。现多采用晒干的方式进行干燥。《中国药典》(2015 版) 一部泽兰来源项下初加工为"夏、秋二季枝叶茂盛时采割，晒干"。饮片项下炮制方法为"除去杂质，略洗，润透，切段，干燥"。

昆布

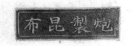

凡使，先用弊①甑箅②同煮，去咸味，焙，细剉用。每修事一斤，用甑箅十个，同昆布细剉，二味各一处，下东流水，煮之，从巳至亥，水旋添，勿令少。

【点评】古法炮制昆布时，加入剉细的旧蒸笼屉，煮制 12 个小时，中间反复添水以保持水量，之后取出，焙干，切细入药。昆布表面有黏液质，旧蒸笼屉剉细共煮可吸附黏液。昆布性寒，蒸笼屉通常为竹制，竹苦寒，取旧者，苦寒之性已无，不会进一步增加昆布的寒性。昆布类革质，久煮可改变其质地，利于有效成分的溶出。现炮制方法已大为简化。《中国药典》（2015 版）

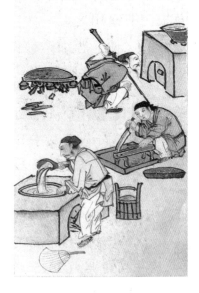

图 6-49　炮制昆布

一部昆布来源项下初加工为"夏、秋二季采捞，晒干"。饮片项下炮制方法为"除去杂质，漂净，稍晾，切宽丝，晒干"。

【图注】图中三人，右上一灶前蹲一人，正在煮去昆布咸味。中一人用铡刀细切昆布。昆布煮时甚长，故左下一人往另一口锅添水，不使水少。左上一处垒砖为灶，加火，上为一平锅，一般

---

①　弊：破，旧。
②　箅(bì 毕)：蒸锅中的竹屉。

是焙干药物之用。

防己

凡使，勿使木条，以其木条已黄腥皮皱，上有丁足子，不堪用。凡使防己，要心花纹黄色者，然后细剉。车前草根相对同蒸，半日后出，晒，去车前草根，细锉用之。一法：用酒洗，切。殷蘖为之使，恶细辛，畏萆薢、女菀、卤咸，杀雄黄、硝石毒。

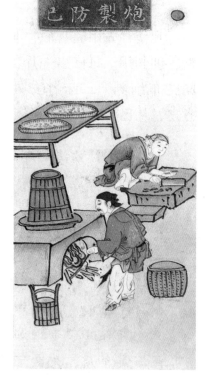

图 6-50　炮制防己

【点评】古法炮制防己时，用车前草根一同蒸制半日，晒干后，去除车前草根，剉细入药。车前草根可增强防己利水消肿的功效。古法还有直接用酒洗净，切制入药者，目的是以酒缓和防己的苦寒之性。《中国药典》(2015 版) 一部防己来源项下初加工为"秋季采挖，洗净，除去粗皮，晒至半干，切段，个大者再纵切，干燥"。饮片项下炮制方法为"除去杂质，稍浸，洗净，润透，切厚片，干燥"。防己现行的炮制品种尚有炒防己。

【图注】图中二人，上一人用刀在木砧上细切防己，下一人在灶前加火用甑蒸药。红日与晒药竹匾示意药物须再晒干。

天麻

透明者良。天麻十两，用蒺藜子一镒，缓火熬焦熟后，便先安置天麻十两于瓶中，上用火熬过蒺藜子盖，内外便用三重纸盖并系，从巳至未时，又出蒺藜子，再入熬炒准前，安天麻瓶内，用炒了蒺藜子于中依前盖，又隔一伏时后出，如此七遍，瓶盛出后，用布拭上气汗，用刀劈，焙之，细剉，单捣。一法：面裹煨透，切。

【点评】天麻在古时炮制工序较为复杂，天麻放入瓶内，两倍量的蒺藜子用文火熬至焦熟，铺在天麻之上，纸盖好后密封4个小时，之后反复更换焦熟的蒺藜子，同法7次，每次2个小时，最后取天麻劈开，焙干，剉细，捣碎。也可简化为，用面团裹住天麻，煨透后，取出切制。蒺藜子也有平肝祛风的作

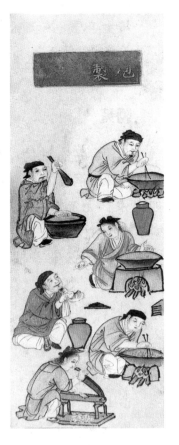

图6-51 炮制天麻

用，以蒺藜子炮制天麻可增强天麻平肝阳、祛风通络的功效。天麻受热后活性酶灭活，并生成较多的天麻素；同时，天麻切制时有粘刀的现象，煨熟后可得到改善，便于切制。今法加工时保持了低温干燥的传统。《中国药典》(2015版) 一部天麻来源项下初加工为"立冬后至次年清明前采挖，立即洗净，蒸透，敞开低温干燥"。饮片项下炮制方法为"洗净，润透或蒸软，切薄片，干燥"。天麻现行的炮制品种尚有煨天麻、麸炒天麻、姜天麻、酒天麻。

【图注】图中显示天麻炮制工序非常繁复，必须反复熬炒，故图中右侧出现三个不同的炉灶和铁锅，分别有人在进行熬、炒、焙干工序。左侧从上往下第一人在用杵臼捣药，第二人用布拭去天麻的"气汗"，第三人用铡刀细切。

阿魏

凡使，各有讹伪，有三验。第一验，将半铢①安于铜器中，一宿至明，沾阿魏处白如银汞，无赤色；第二验，将一铢置于五斗草自然汁中，一夜至明，如鲜血色；第三验，将一铢安于柚树上，树立干，便是真。色黑者力微，黄溏者力上。凡使，先于净钵中研如粉了，于热酒器上裹过，任入药用。

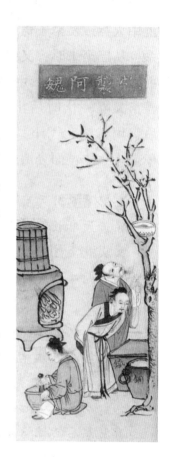

图 6-52　炮制阿魏

【点评】古人用阿魏，将其研成细粉，沾上热酒，入药。阿魏主要含挥发油及阿魏酸，研粉后沾上热酒利于有效成分的溶出。现较少用酒制。《中国药典》(2015 版) 一部阿魏来源项下初加工为"春末夏初盛花期至初果期，分次由茎上部往下斜割，收集渗出的乳状树脂，阴干"。阿魏现行的炮制品种尚有制阿魏。

【图注】图右二人示意三种检验阿魏真伪法。一人低头观察铜缸是否变白。旁有方形斗状铁器，可能是供放入五斗草汁用，

---

①　铢(zhū 朱)：古代重量单位，一两等于二十四铢。

变红为真。另一人仰头看安于柚树上的钵盂，此树如立刻枯干，则阿魏是真。炮制在图左，左下一人研药成粉，旁有炉灶及甑，示意药物要经热酒蒸汽沾过方可入药。

香薷

八九月开花着穗时采之，去根留叶，阴干，勿令犯火。服至十两，一生不得食白山桃也。

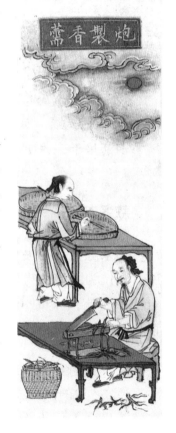

【点评】古人认为香薷用地上部分，阴干，不能接触高温。香薷主要含挥发性成分，高温会导致有效成分的损失。现药用部位、加工方法与古时均一致。《中国药典》(2015版)一部香薷来源项下初加工为"夏季茎叶茂盛、花盛时择晴天采割，除去杂质，阴干"。饮片项下炮制方法为"除去残根和杂质，切段"。

【图注】图中二人，右下一人用铡刀将药切细，左上一人在摊晾药材。背景红日四周有云密布，示意药材不可暴晒。

图6-53 炮制香薷

百部根

去心皮，用酒浸一宿，漉出，焙干，细剉用。

【点评】百部根即百部。古人认为应去心去皮，用黄酒浸泡过夜，滤出后，焙干，剉细入药。黄酒浸泡可促进百部中生物碱类成分的溶出。现酒制法使用较少，多用蜜百部。《中国药典》

（2015版）一部百部来源项下初加工为"春、秋二季采挖，除去须根，洗净，置沸水中略烫或蒸至无硬心，取出，晒干"。饮片项下炮制方法为"除去杂质，洗净，润透，切厚片，干燥"；蜜百部的炮制方法为"取百部片，照蜜炙法炒至不粘手。每100kg百部用炼蜜12.5kg"。百部现行的炮制品种尚有炒百部。

【图注】图中三人，右下一人用刀劈破药物去心皮，屋檐下悬药，示意风干。室内一人拨弄坛罐，示意酒浸。下有燃火之灶具，示意焙干。左下一人用铡刀细切药材。

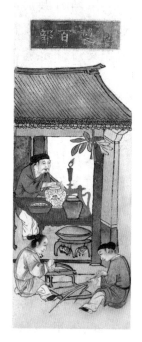

图6-54　炮制百部

款冬花

花未舒者良。去梗蒂，甘草水浸一宿，晒干用。杏仁为之使，得紫菀良，恶玄参、皂荚、硝石，畏贝母、麻黄、辛夷、黄芩、黄芪、连翘、青葙。

【点评】古人认为款冬花应以甘草水浸泡过夜，晒干后入药。甘草水炮制可增强款冬花化痰止咳的功效。现通常采用蜜炙的方法炮制。《中国药典》(2015版)一部款冬花来源项下初加工为"12月或地冻前当花尚未出土时采挖，除去花梗和泥沙，阴干"。饮片项下炮制方法为"除去杂质及残梗"；蜜款冬花的炮制方法为"取净款冬花，照蜜炙法用蜜水炒至不粘手"。款冬花现行的炮制品

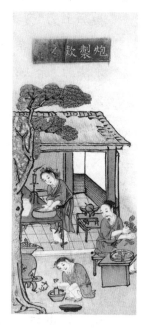

图6-55　炮制款冬花

种尚有炒款冬花。

【图注】图中三人，右一人在净选药物。室内一人在盆中浸药，其后有小药碾。左下一人用杵捣碎药物，旁有灶具，示意要煎炒过。

红蓝花

自种者真。得酒良。

【点评】红蓝花即红花。古人认为酒制可更好地发挥红花的疗效，因红花的有效成分在酒中可得到更好地溶出。《中国药典》(2015 版)一部红花来源项下初加工为"夏季花由黄变红时采摘，阴干或晒干"。红花现行的炮制品种尚有炒红花、红花炭、醋红花。

牡丹皮

凡使，采得后日干，用铜刀劈破去骨了，细剉，如大豆许，用清酒拌蒸，从巳至未出，日干用。阔而厚者良。忌蒜、胡荽，伏砒，畏菟丝子、贝母、大黄。

【点评】古人认为牡丹皮切制忌铁器，晒干后，应以铜刀劈开，去除木心，剉细，与米酒拌匀，蒸制 4 个小时后，晒干。酒制可缓和牡丹皮苦寒之性，并增强其活血化瘀的功效。现酒制法仍为牡丹皮的炮制方法，但通常用黄酒，制得酒丹皮。《中国药典》(2015 版)一部牡丹皮来源项下初加工为"秋季采挖根部，除去细根和泥沙，剥取根皮，晒干或刮去粗皮，除去木心，晒干。前者习称连丹皮，后者习称刮丹皮"。饮片项下炮制方法为

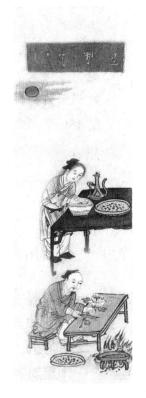

图 6-56　炮制牡丹皮

"迅速洗净，润后切薄片，晒干"。牡丹皮现行的炮制品种尚有牡丹皮炭、炒丹皮。按古法，采根用铜刀劈破，细剉，酒拌蒸。

【图注】图下方一人持刀加工牡丹花枝而不是根部，严重失误，其旁有火及铁盏，也不是蒸法所须；上方一童子摆弄盆中药物，旁有酒壶，示意用酒拌匀。

三棱

去毛，米醋浸一日，切片，炒或煮熟，焙干，入药乃良。

【点评】古人认为，三棱应先去除须根，用醋浸泡一天，切片，炒熟或煮熟，焙干。三棱质地较硬，须较长时间浸泡后才易于切制；醋炙后入血分，可增强三棱破血软坚和止痛的作用。今法与之基本一致。《中国药典》（2015 版）一部三棱来源项下初加工为"冬季至次年春采挖，洗净，削去外皮，晒干"。饮片项下炮制方法为"除去杂质，浸泡，润透，切薄片，干燥"；醋三棱的炮制方法为"取净三棱片，照醋炙法炒至色变深。每 100kg 三棱用醋 15kg"。三棱现行的炮制品种尚有麦麸炒三棱、酒麸制三棱。

青黛

水飞去脚，缘中有石灰。入服饵药中，宜飞净用。一法：用青布浸汁代之。

【点评】青黛的制备过程中用到石灰，因此古人认为应采用水飞法去除杂质和残留石灰方可入药。现通常研细，过筛后入药。

【图注】图中为一造青黛的大缸，入须登阶，才能方便地使用缸边的特制搅拌杆。

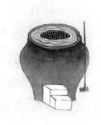

图 6-57　青黛

郁金

色赤似姜黄，蝉肚者良。置生鸡血中化成水者真。磨汁，临服入药。

【点评】古人认为郁金当鲜用，鲜品磨汁，兑入已煎好的汤药中服用。郁金含挥发油及姜黄素类成分，鲜用能最大程度保持其有效成分的含量。因鲜品较难储存，现较少鲜用。《中国药典》(2015 版)一部郁金来源项下初加工为"冬季茎叶枯萎后采挖，除去泥沙和细根，蒸或煮至透心，干燥"。饮片项下炮制方法为"洗净，润透，切薄片，干燥"。郁金现行的炮制品种尚有炒郁金、醋郁金、酒郁金。

芦荟

上有青竹纹斑并光腻，味极苦。勿便和众药捣，此药先捣成粉，待众药末出，然后入药中。

【点评】古人强调芦荟应当单独捣粉，再与其他药粉混合使用。芦荟质坚硬，不易破碎，有黏性，现通常捣碎入药。《中国药典》(2015 版)一部芦荟饮片项下炮制方法为"砸成小块"。

【图注】图中显示树上掉落胶状物，树下有两人在桌上辨识树胶，与实际情况不符。

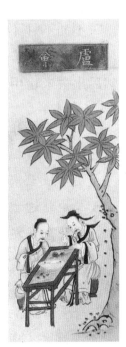

图 6-58　卢会

延胡索

产茅山溪陵涧，粒粒金黄色者良。醋煮，切。

【点评】古法采用醋煮法炮制延胡索。延胡索所含的延胡索乙素等生物碱类成分具有良好的止痛作用，但水溶性较差，醋制后，生物碱与醋酸形成醋酸盐而大大提高了水溶性，从而使延胡索水煎液中总生物碱含量大幅提高，止痛作用增强。古今炮制方法基本一致。《中国药典》(2015版)一部延胡索来源项下初加工为"夏初茎叶枯萎时采挖，除去须根，洗净，置沸水中煮至恰无白心时，取出，晒干"。饮片项下炮制方法为"除去杂质，洗净，干燥，切厚片或用时捣碎"；醋延胡索的炮制方法为"取净延胡索，照醋炙法炒干，或照醋煮法煮至醋吸尽，切厚片或用时捣碎"。延胡索现行的炮制品种尚有炒延胡索、酒延胡索、延胡索炭。

肉豆蔻

不油不蛀不皱皮者佳。糯米作粉，使热汤搜裹豆蔻，于煻灰中炮，待米团子焦黄熟，然后出去米粉用。勿令犯铜铁。

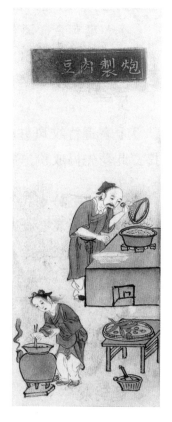

图6-59 炮制肉豆蔻

【点评】古人采用煨法炮制肉豆蔻，用糯米粉揉米团子，包裹肉豆蔻，在煻灰中煨至米团子焦黄，取出肉豆蔻。加工炮制过程，肉豆蔻忌铜器和铁器。肉豆蔻含挥发油和脂肪油，为主要有效成分，以糯米团包裹，可以防止有效成分的散失；煨熟后，肉豆蔻醚等有毒成分含量降低，肉豆蔻毒性减小。现仍以煨法为主，通常采用麸煨法炮制，此外，尚有面煨法和滑石粉煨法。《中国药典》(2015版)一部肉豆蔻饮片项下炮制方法为"取净肉豆蔻，加入麸皮，麸煨温度150～160℃，约15分钟，至麸皮呈焦黄色，肉豆蔻呈棕褐色，表面有裂隙时取出，筛去麸皮，放凉。用时捣碎。每100kg肉豆蔻用麸皮40kg"。肉豆蔻现行的炮制品种尚有麸蒸肉豆蔻、炒肉豆蔻、土炒肉豆蔻、肉豆蔻霜。

【图注】图上一人煮丸状物，将盛于盘，可能是示意热汤拌糯米粉，下一人用筷子拨弄锅中物，示意查看米团子的颜色。

白豆蔻

药煎成，方炒研入，一二沸即起。入丸，待诸药细末后，方入，勿隔宿。

【点评】白豆蔻即豆蔻。古人认为，豆蔻入汤药时，应略炒后研细，后下；入丸药时，也应待其余药材研细后，最后加入。豆蔻主要含挥发油，如此炮制可减少挥发性成分的散失，保证疗效。现较少炒制，通常临用前捣碎，后下。《中国药典》（2015版）一部豆蔻饮片项下炮制方法为"除去杂质。用时捣碎"。

砂仁

略炒，吹去衣，研用。入汤丸，法同白豆蔻。得白檀香、豆蔻为使，入肺；得人参、益智为使，入脾；得黄柏、茯苓为使，入肾；得赤、白石脂为使，入大小肠；得诃子、白芜荑、鳖甲良。

【点评】砂仁的炮制方法与豆蔻类似。古人认为，砂仁入汤药时，应略炒后研细，后下；入丸药时，也应待其余药材研细后，最后加入。砂仁主要含挥发油，如此炮制可减少挥发性成分的散失，保证疗效。现较少炒制，通常临用前捣碎，后下。《中国药典》(2015版)一部砂仁来源项下初加工为"夏、秋二季果实成熟时采收，晒干或低温干燥"。饮片项下炮制方法为"除去杂质。用时捣碎"。砂仁现行的炮制品种尚有盐砂仁、姜制砂仁。

补骨脂

即破故纸，形圆实色黑者良。此药性本太燥，每用酒浸一宿后，漉出，浮者去之。却用东流水浸三日夜，却蒸，从巳至申出，日干用。忌铁，得胡桃、胡麻良，恶甘草，忌诸血、芸苔。

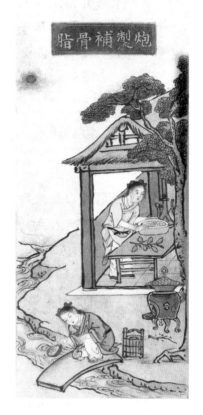

图6-60　炮制补骨脂

【点评】古法炮制补骨脂，用黄酒浸泡过夜，滤出，去除不饱满者，再用水浸泡三天，蒸制6个小时，晒干后入药。古人认为补骨脂燥性极强，酒浸滤出后，再用水浸泡，可去除部分燥性物质，降低补骨脂的燥性。现炮制方法大为简化，亦不再蒸制，多用盐炒法炮制。《中国药典》(2015版)一部补骨脂来源项下初加工为"秋季果实成熟时采收果序，晒干，搓出果实，除去杂质"。饮片项下炮制方法为"除去杂质"；盐补骨脂的炮制方法为"取净补骨脂，照盐炙法炒至微鼓起"。补骨脂现行的炮制品种尚有炒补骨脂。

【图注】图中二人，室内一人，用酒浸药(盆两边分别有酒壶与药物枝叶)。一人在用溪水洗药。旁有灶具、蒸锅，示意药物须蒸过。背景有红日，示意晒干。

蓬莪茂

凡使，于砂盆中用醋磨令尽，然后于火
畔吸令干，重筛过用。一法：火炮，醋浸，
煨，切。得酒、醋良。

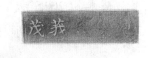

【**点评**】蓬莪茂即莪术。古时采用醋
制法炮制，加醋在砂盆中磨碎，火烤干
后筛过入药；或火烤后，醋浸泡，再煨
后切制。莪术含挥发油，火烤可降低挥
发油的含量，缓和辛燥之性；醋能引药
入肝经，引药入血分，增强行气破血的
功效。现炮制方法与古法类似，多采用
醋制法。《中国药典》(2015 版)一部莪术
来源项下初加工为"冬季茎叶枯萎后采
挖，洗净，蒸或煮至透心，晒干或低温
干燥后除去须根和杂质"。饮片项下炮制
方法为"除去杂质，略泡，洗净，蒸软，
切厚片，干燥"；醋莪术的炮制方法为

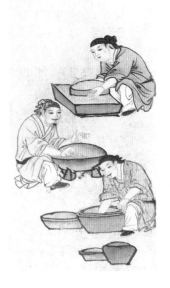

图 6-61　炮制蓬莪茂

"取净莪术，照醋煮法煮至透心，取出，稍凉，切厚片，干燥"。
莪术现行的炮制品种尚有酒莪术。

【**图注**】图中三人，下一人用砂盆醋磨药物。中间一人用火焙
干药物。上一人筛取细末。

白前

用生甘草水浸一伏时后，漉出，去头须了，焙干，任入药中用。

【点评】古法炮制白前，用生甘草煎汤浸泡2个小时，滤出，去除根头部和须根，焙干入药。甘草可祛痰止咳，以甘草水浸泡白前，能增强白前消痰止咳的功效。现通常改用蜜炙法。《中国药典》(2015版)一部白前来源项下初加工为"秋季采挖，洗净，晒干"。饮片项下炮制方法为"除去杂质，洗净，润透，切段，干燥"；蜜白前的炮制方法为"取净白前，照蜜炙法炒至不粘手"。白前现行的炮制品种尚有炒白前。

荠苨

解百药毒，生捣汁服，或末煮，俱可。

【点评】古人认为，荠苨多使用鲜品，捣汁服用，或切细后煎汤服用。荠苨能清热解毒，鲜用时，有效成分能得到最大程度的保留。

白药子

末用。

【点评】古人认为，白药子研细成粉入药。白药子具有一定的纤维性和粉性，现通常切厚片或小方块入药。

香附

细者佳。去毛，以水洗净，拣去砂石，于石臼内捣去皮，用童便浸透，晒，捣用。或以酒、醋、酥、盐水、姜汁浸，俱瓦上焙干。得芎劳、苍术、醋、童子小便良，忌铁。

【点评】古法炮制香附，去除须根后洗净，去皮，用童便浸透，晒干，捣碎入药。或用黄酒、醋、酥油、盐水、姜汁浸泡，在瓦上焙干。童便有清除瘀血的功效，能增强香附调经止血的作用。黄酒、醋、酥油、盐水、姜汁浸泡，与现四制香附类似，黄酒助其调经止痛；醋专入肝经，助其疏肝解郁；酥油辅助挥发油的溶出；盐水缓和其辛燥之性；姜汁助其理气宽中。现童便制法已较少使用，主要使用醋制法。《中国药典》(2015 版)一部香附来源项下初加工为"秋季采挖，燎去毛须，置沸水中略煮或蒸透后晒干，或燎后直接晒干"。饮片项下炮制方法为"除去毛须及杂质，切厚片或碾碎"；醋香附的炮制方法为"取香附片(粒)，照醋炙法炒干"。香附现行的炮制品种尚有香附炭、(姜汁、盐水、黄酒、米醋)四制香附、酒香附。

鳢肠

即旱莲草，性太寒。宜熬膏用，须日色中。忌铁。

【点评】鳢肠即墨旱莲。因其寒性极强，通常熬制成膏使用，寒性得以缓和。现通常采用净制法和制炭法炮制。《中国药典》(2015 版)一部墨旱莲来源项下初加工为"花开时采割，晒干"。饮片项下炮制方法为"除去杂质，略洗，切段，干燥"。墨旱莲现行的炮制品种尚有墨旱莲炭。

使君子

慢煨香热用。或云：七生七煨食亦良。忌饮热茶，犯之即泻。

【点评】古法炮制使君子为小火煨出香气。又认为服用生品与煨熟品各七粒也有较好的疗效。低温缓慢加热煨制，可使使君子中使君子酸钾及脂肪油的溶出增加，健脾消积的疗效增强。现煨使君子仍可见，但多取仁采用清炒法炮制。《中国药典》(2015版)一部使君子来源项下初加工为"秋季果皮变紫黑色时采收，除去杂质，干燥"。饮片项下炮制方法为"除去杂质。用时捣碎"；炒使君子仁的炮制方法为"取使君子仁，照清炒法炒至有香气"。

剪草

治肺热吐血有神。旧出婺州，今产宁州。

【点评】此处未列出炮制方法。现多采用净制法炮制。图中仅绘一人在太阳下曝晒竹匾中的药物。

附子

底平有九角如铁色，一个重一两，即是气全，堪用。修事十两，于文武火中炮令皴折，用刀刮上孕子，并去底尖，劈破，于屋下平地上掘一坑，可深一尺，安于中一宿，至明取出，焙干，用麸炒。欲炮者，灰火勿用杂木火，只用柳木最多。若阴制

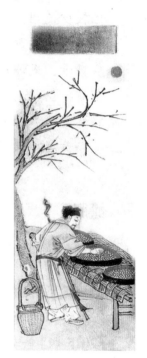

图6-62　剪草

使，即生去尖皮底，薄切，用东流水并黑豆浸五日夜，然后漉出，于日中曝令干用。凡使，须阴制去皮尖了，每十两用生乌豆五两，东流水六升。一云：此物性太烈，古方用火炮，不若用童便煮透尤良。地胆为之使，得蜀椒、食盐，下达命门。恶蜈蚣、豉汁，畏防风、甘草、人参、黄芪、绿豆、乌韭、童溲、犀角。

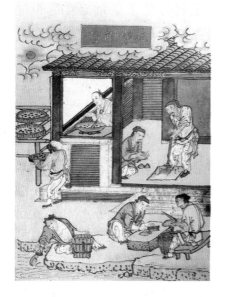

图6-63a 炮制附子

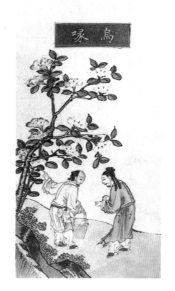

图6-63b 乌喙

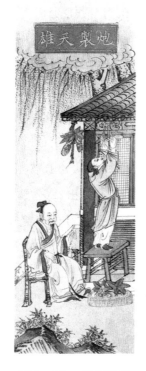

图6-63c 炮制天雄

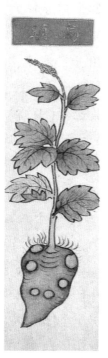

图6-63d 乌头

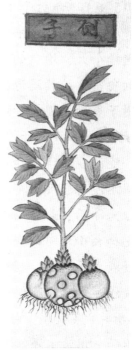

图6-63e 侧子

【点评】附子的古法炮制工艺较为复杂，分为火炮和阴制两种类型。火炮：取大而饱满的附子，置柳木火中炮至表皮出现裂痕和折皱，用刀刮去钉角和底尖，劈开，放入地下一尺深的坑中过夜，取出，焙干，麸炒。阴制：生附子去除钉角、底尖和皮，切成薄片，用黑豆和水浸泡五天，滤出后，暴晒干，黑豆用量为附子的一半，用水量极高。又提出，附子的热性强，火炮法不如加入童便煮透的好。附子毒性强，双酯型的乌头碱类为其主要毒性成分，经高温长时间加热，双酯型乌头碱先降解为毒性很小的单酯型的苯甲酰乌头碱类成分，再进一步水解为几乎无毒的亲水性氨基醇类乌头原碱。阴制法中切成薄片与黑豆和水长时间浸泡，目的也是大幅降低双酯型乌头碱类成分的含量，降低附子的毒性。现附子的炮制目的同样以降低毒性为主，黑豆在淡附片的炮制中仍有使用。防腐是古今附子炮制的另一目的。《中国药典》(2015版)一部附子来源项下初加工为"6月下旬至8月上旬采挖，除去母根、须根及泥沙，习称'泥附子'，加工成下列规格。①选择个大、均匀的泥附子，洗净，浸入胆巴的水溶液中过夜，再加食盐，继续浸泡，每日取出晒晾，并逐渐延长晒晾时间，直至附子表面出现大量结晶盐粒(盐霜)、体质变硬为止，习称'盐附子'。②取泥附子，按大小分别洗净，浸入胆巴的水溶液中数日，连同浸液煮至透心，捞出，水漂，纵切成厚约0.5cm的片，再用水浸漂，用调色液使附片染成浓茶色，取出，蒸至出现油面、光泽后，烘至半干，再晒干或继续烘干，习称'黑顺片'。③选择大小均匀的泥附子，洗净，浸入胆巴的水溶液中数日，连同浸液煮至透心，捞出，剥去外皮，纵切成厚约0.3cm的片，用水浸漂，取出，蒸透，晒干，习称'白附片'"。饮片项下炮制方法为"附片(黑顺片、白附片)直接入药"，淡附片的炮制方法为"取盐附子，用清水浸漂，每日换水2~3次，至盐分漂尽，与甘草、黑豆加水共煮透心，至切开后口尝无麻苦感时，取出，除去甘草、黑豆，切薄片，晒干。每100kg盐附子用甘草5kg、黑豆10kg"，炮附片的炮制方法为"取附片，照烫法用砂烫至鼓起并微变色"。

【图注】a图中七人，右下一人用刀刮去药物边角，其对面一人用刀劈破附子。室内有一人掘浅坑，一人蹲身欲放附子入坑。"阴制法"需要用东流水漂，故左下一人在小溪中舀水入桶浸渍。左一人托盘中药，放入架上竹匾中。背景红日，示意晒干。另室内一人用小火炒本品。b图所绘乌喙与乌头植物不相似，图中二人，一人一手提篮，内盛黄花，另一手向来人指示采自小树，与实际完全不符。c图中二人，一人立板凳上悬挂天雄于屋檐下，示意阴干，另一人坐旁边指导。

半夏

陈久者良。若修事四两，用捣了白芥子末二两、头醋六两，二味搅令浊，将半夏投中洗三遍，用之。半夏上有巢涎，若洗不净，令人气逆，肝气怒满。若入治痰饮药，用白矾汤入姜汁浸透，洗净用，无白星为度。造曲法：用半夏不拘多少，将滚汤泡过宿，捣烂，每一斗入生姜一斤同捣之，作饼子，用干稻秆或粟麦秆盦①之，如盦曲法，干久用。射干、柴胡为之使，恶皂荚、海藻、饴糖、羊血，畏生姜、干姜、秦皮、龟甲、雄黄。

【点评】古法炮制半夏，将半夏投入含白芥子末的醋中洗三遍，即可，目的是为了清除半夏表面的黏液；用于止咳

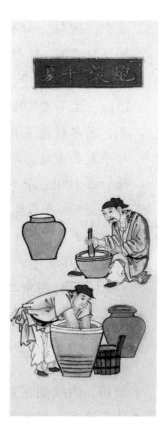

图6-64 炮制半夏

① 盦(ān 安)：覆盖。

化痰时，则用白矾和姜汁浸透。另有造曲法，半夏滚水泡过夜，捣烂，加入生姜一同捣碎，做成饼状，稻秆覆盖，发酵，干燥。白矾和姜汁炮制、半夏造曲沿用至今。目前半夏的刺激成分和有效成分仍不十分明确，自古均采用添加适当的辅料或加热处理，白芥子、醋、白矾可产生拮抗作用而解毒，生姜则起到协同增效的作用，白矾还有防腐的作用。《中国药典》(2015版)一部半夏来源项下初加工为"夏、秋二季采挖，洗净，除去外皮和须根，晒干"。饮片项下生半夏炮制方法为"用时捣碎"；法半夏的炮制方法为"取半夏，大小分开，用水浸泡至内无干心，取出；另取甘草适量，加水煎煮二次，合并煎液，倒入用适量水制成的石灰液中，搅匀，加入上述已浸透的半夏，浸泡，每日搅拌1~2次，并保持浸液pH值12以上，至剖面黄色均匀，口尝微有麻舌感时，取出，洗净，阴干或烘干，即得。每100kg净半夏用甘草15kg、生石灰10kg"。姜半夏的炮制方法为"取净半夏，大小分开，用水浸泡至内无干心时，取出；另取生姜切片煎汤，加白矾与半夏共煮透，取出，晾干，或晾至半干，干燥；或切薄片，干燥。每100kg净半夏用生姜25kg、白矾12.5kg"。清半夏的炮制方法为"取净半夏，大小分开，用8%白矾溶液浸泡至内无干心，口尝微有麻舌感，取出，洗净，切厚片，干燥。每100kg净半夏用白矾20kg"。

【图注】图中二人，一人捣药，一人用手在大缸中淘洗药物。

大黄

细切，内纹如水旋斑紧重，剉，蒸从巳至未，晒干。又用腊水蒸，从未至亥，如此蒸七度，却洒薄蜜水再蒸一伏时，其大黄譬如乌膏样，于日中晒干，用之为妙。下药，酒浸一时，煮二三沸即服。黄芩为之使，恶干漆，忌冷水。

【点评】古法炮制大黄方法为，切细，蒸制 4 个小时，晒干，洒腊水蒸 8 个小时，反复 7 次，再洒蜜水蒸 2 个小时，直至大黄呈乌膏状，晒干。入药时，用黄酒浸泡，再投入煎剂中略沸腾即可。反复蒸制可使大黄中具有泻下作用的结合型蒽醌含量大幅下降，药性有所缓和。现大黄的炮制方法大为简化。《中国药典》(2015 版) 一部大黄来源项下初加工为"秋末茎叶枯萎或次春发芽前采挖，除去细根，刮去外皮，切瓣或段，绳穿成串干燥或直接干燥"。饮片项下炮制方法为"除去杂质，洗净，润透，切厚片或块，晾干"；酒大黄的炮制方法为"取净大

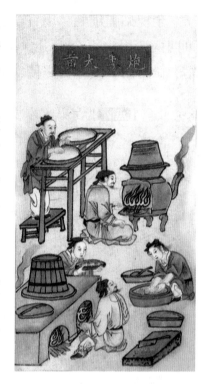

图 6-65　炮制大黄

黄片，照酒炙法炒干"；熟大黄的炮制方法为"取净大黄块，照酒炖或酒蒸法炖或蒸至内外均呈黑色"；大黄炭的炮制方法为"取净大黄片，照炒炭法炒至表面焦黑色、内部焦褐色"。大黄现行的炮制品种尚有醋大黄、蜜大黄、(车前草、侧柏叶)制大黄。

【图注】图中五人，右下砧上放一刀，示意药物须切制。图中有两处灶具，一为木桶式甑，一为锅上用桶倒扣覆盖，示意反复蒸熟。灶边一人捧托盘，中有丸状物，示意炮制好的大黄亦如此。左上一人在竹匾中摊放黄色药物，示意晒干。

桔梗

味苦而有心者良。凡使，去头上尖硬二三分已来，并两畔附枝

子。于槐砧上细剉，用百合水浸一伏时，漉出，缓火熬令干用。每修事四两，用生百合五分，捣作膏，投于水中浸。一法：用米泔浸一宿，微焙用。黄芩为之使，畏白芨、龙胆、龙眼，忌猪肉，伏砒。

【点评】古法认为应去除芦头部分。炮制桔梗，用生百合捣绒加水浸泡，将剉细的桔梗置百合水中浸泡2个小时，滤出，小火熬干；或用米泔水(淘米水)浸泡过夜，小火焙干。百合能养阴润肺，对桔梗宣肺祛痰的功效具有协同增效作用。现代研究表明，桔梗芦头和根的成分基本一致，且皂苷含量高于根，因此，现一般不去芦头。《中国药典》(2015版)一部桔梗来源项下初加工为"春、秋二季采挖，洗净，除去须根，趁鲜剥去外皮或不去外皮，干燥"。饮片项下炮制方法为"除去杂质，洗净，润透，切厚片，干燥"。桔梗现行的炮制品种尚有炒桔梗、蜜桔梗。

草蒿

即青蒿，叶细而香，自采佳，阴干。凡使，唯中为妙，到膝即仰，到腰即俯。使子勿使叶，使根勿使茎，四件若同使，翻然成瘤疾。采得叶不计多少，用童溺浸七日七夜后，漉出，晒干。伏硫黄。

【点评】草蒿即青蒿。古人认为，采收之后应阴干，用童便浸泡7天，滤出，晒干。青蒿含挥发油，阴干可减少挥发油的散失；童便浸泡可增强青蒿清虚热的能力。现童便法炮制青蒿已未见使用。《中国药典》(2015版)一部青蒿来源项下初加工为"秋季花盛开时采割，除去老茎，阴干"。饮片项下炮

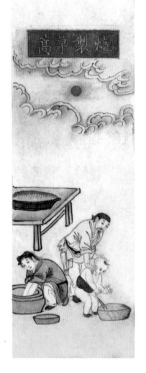

图6-66 炮制草蒿

制方法为"除去杂质，喷淋清水，稍润，切段，干燥"。青蒿现行的炮制品种尚有炒青蒿、鳖血青蒿、醋青蒿。

【图注】图中三人，中间一人令童子撒尿，左下一人伸双手入盆，示意童尿浸青蒿。背景为红日、摊药竹匾，红日四周有云密布，示意药物不可曝晒，宜阴干。

旋复花

去裹花蕊壳皮并蒂，蒸从巳至午，晒干用。

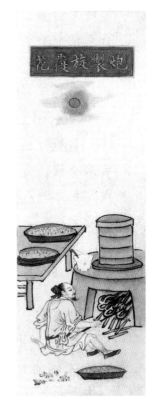

【点评】旋复花即旋覆花。古法炮制旋覆花采用蒸制法，去除非药用部位后，蒸制2个小时，晒干。现多采用蜜炙法炮制。《中国药典》（2015版）一部旋覆花来源项下初加工为"夏、秋二季花开放时采收，除去杂质，阴干或晒干"。饮片项下炮制方法为"除去梗、叶及杂质"；蜜旋覆花的炮制方法为"取净旋覆花，照蜜炙法炒至不粘手"。旋覆花现行的炮制品种尚有炒旋覆花。按古法，旋覆花当去壳皮。

【图注】图中一人烧火，数层竹笼屉蒸旋覆花。背景为红日、摊药竹匾，示意药物须晒干。

图6-67 炮制旋覆花

射干

不辣者良。米泔水浸一宿，漉出，然后用堇竹叶煮，从午至亥，漉出，日干用之。

【点评】古法炮制射干，用米泔水（淘米水）浸泡过夜，滤出，再用菫竹叶同煮10个小时，滤出，晒干入药。淘米水浸泡可以缓和射干苦寒之性，以免伤脾；菫竹叶对射干有协同增效作用。现炮制方法大为简化，通常为净制。《中国药典》（2015版）一部射干来源项下初加工为"春初刚发芽或秋末茎叶枯萎时采挖，除去须根和泥沙，干燥"。饮片项下炮制方法为"除去杂质，洗净，润透，切薄片，干燥"。射干现行的炮制品种尚有炒射干。

【图注】图中二人，右下一人双手入缸，示意浸药，旁有炉灶及蒸锅，示意药物须蒸煮。左上一人在放置竹匾，背景有红日，示意晒干。

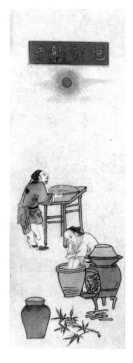

图 6–68 炮制射干

常山

如鸡骨者良。春使茎叶，夏秋冬使根。酒浸一宿，至明漉出，日干，熬，捣，少用。勿令老人、久病者服之，切忌。畏玉札，忌葱、菘菜，伏砒石。

【点评】古法炮制常山采用酒制法，酒制后其主要成分常山碱含量降低，作用缓和，毒性也有所降低。《中国药典》（2015版）一部常山来源项下初加工为"秋季采挖，除去须根，洗净，晒干"。饮片项下炮制方法为"除去杂质，分开大小，浸泡，润透，

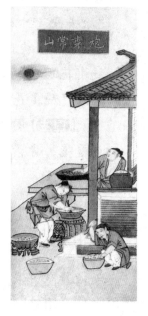

图 6–69 炮制常山

切薄片，晒干"；炒常山的炮制方法为"取常山片，照清炒法炒至色变深"。常山现行的炮制品种尚有酒常山、醋常山。

【图注】图中三人，背景为红日，右上一人在竹匾旁，手握药物，旁有一瓮，当指酒浸、晒干。右下一人在捣药，左一人在炒药。但图中有两个燃火之灶，另一简易灶具，含义不明。待考。

甘遂

用生甘草汤、小荠苨自然汁二味搅，浸三日，其水如墨汁，更漉出，用东流水淘六七次，令水清为度，漉出，于土器中熬令脆，用之。一法：面包煨热，去面。瓜蒂为之使，恶远志。

【点评】古时甘遂炮制有两种方法，其一，用生甘草煎汤和荠苨鲜品捣汁的混合液浸泡三天，淘洗干净，在土器中炒至质脆；其二，用湿面团包裹，煨热，取出。古人认为荠苨解百毒，可降低甘遂的毒性；甘草也可制约甘遂的毒性。现代研究表明，甘草制后，甘遂对皮肤和黏膜的刺激

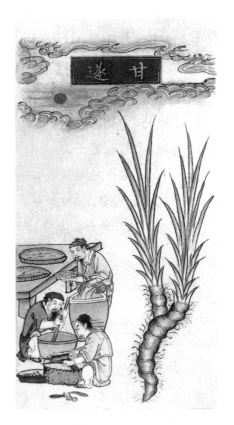

图6-70 甘遂

性可大幅下降，甘草制甘遂沿用至今。醋制具有类似的效果，现多采用醋制法炮制甘遂。煨法已较少使用。《中国药典》(2015版)一部甘遂来源项下初加工为"春季开花前或秋末茎叶枯萎后

采挖，撞去外皮，晒干"。饮片项下生甘遂炮制方法为"除去杂质，洗净，干燥"；醋甘遂的炮制方法为"取净甘遂，照醋炙法炒干"。

【图注】图中三人，下一人在木砧上用刀切药，中一人用木棍搅动所浸之药，上一人往大缸中倾水，示意淘洗药物。背景为红日、晒药竹匾，红日四周有云密布，示意药物干燥时不能曝晒。

白敛

生取根，捣烂，可傅痈肿。代赭为之使。

【点评】白敛即为白蔹。古人认为白蔹鲜用较好，直接捣烂敷痈肿处。白蔹含鞣质类成分，鲜品捣烂直接使用具有较好的敛疮效果。现多用干品。干品磨粉敷患处，也有较好的敛疮作用。《中国药典》（2015版）一部白蔹来源项下初加工为"春、秋二季采挖，除去泥沙和细根，切成纵瓣或斜片，晒干"。饮片项下炮制方法为"除去杂质，洗净，润透，切厚片，干燥"。

白芨

水洗，切。紫石英为之使，恶理石，畏杏仁、李核仁。

【点评】白芨即白及。古人认为，白及只需经较为简单的水洗，切制便可入药。现代的炮制加工工序增加了煮或蒸的过程。《中国药典》（2015版）一部白及来源项下初加工为"夏、秋二季采挖，除去须根，洗净，置沸水中煮或蒸至无白心，晒至半干，除去外皮，晒干"。饮片项下炮制方法为"洗净，润透，切薄片，晒干"。

贯众

洗净，切片，炒。蘿菌、赤小豆为之使，伏石钟乳。

【点评】贯众即绵马贯众。古法炮制采用炒制法。现通常炒炭用于收涩止血。《中国药典》(2015 版) 一部绵马贯众来源项下初加工为"秋季采挖，削去叶柄，须根，除去泥沙，晒干"。饮片项下炮制方法为"除去杂质，喷淋清水，洗净，润透，切厚片，干燥，筛去灰屑，即得"；绵马贯众炭的炮制方法为"取绵马贯众片，照炒炭法炒至表面焦黑色，喷淋清水少许，熄灭火星，取出，晾干"。

何首乌

冬至后采者良，入春则芽而中空矣。北人以赝①种欺人，香气不能混也。临用勿去皮，以苦竹刀切，米泔浸经宿，同豆九蒸九晒，木杵臼捣之，勿犯铁器。茯苓为之使，忌葱、蒜、萝卜、诸血、无鳞鱼。

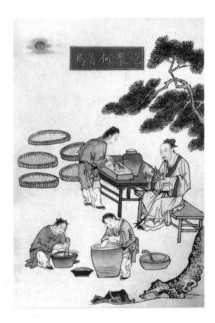

图 6-71　炮制何首乌

【点评】古法炮制何首乌，先用米泔水(淘米水)浸泡过夜，再同大豆一起九蒸九晒，木杵捣碎，炮制过程忌铁器。生何首乌的蒽醌苷类成分易与铁元素发生反应，故忌铁器；结合型蒽醌苷类成分具有一定的毒性，米泔水浸泡，

---

① 赝(yàn 艳)：假的，伪造的。

再用具有解毒功效的大豆九蒸九晒，可消除毒性，使功效由泻下转为补益，炮制后结合型蒽醌转化为游离型蒽醌。此法沿用至今，并稍有简化。《中国药典》(2015 版) 一部何首乌来源项下初加工为"秋、冬二季叶枯萎时采挖，削去两端，洗净，个大的切成块，干燥"。饮片项下炮制方法为"除去杂质，洗净，稍浸，润透，切厚片或块，干燥"。制何首乌的炮制方法为"取何首乌片或块，照炖法用黑豆汁拌匀，置非铁质的适宜容器内，炖至汁液吸尽；或照蒸法，清蒸或用黑豆汁拌匀后蒸，蒸至内外均呈棕褐色，或晒至半干，切片，干燥。每100kg何首乌片(块)用黑豆10kg"。

【图注】图中四人，右上一师傅带领三童子。上方一人在用竹刀切药，下方右一人伸手入缸，示意浸药，左一人用杵捣药。背景为红日、多个竹匾，示意药物须曝干用。

威灵仙

去芦，酒洗。忌茶、面汤。

【点评】古人认为威灵仙应去除芦头(根茎)后，黄酒洗净使用。黄酒可增强威灵仙祛风湿、通经络的功效。现由酒洗法改为酒制法，名酒威灵仙。《中国药典》(2015 版) 一部威灵仙来源项下初加工为"秋季采挖，除去泥沙，晒干"。饮片项下炮制方法为"除去杂质，洗净，润透，切段，干燥"。

牵牛子

即草金零。入水中淘，浮者去之。取沉者，晒干，拌酒蒸，从巳至未，晒干，临用舂去黑皮，用之。黑者力速，磨取头末入药。得干姜、青木香良。

【点评】古法炮制牵牛子采用酒蒸法，临用前去除黑色种皮。酒蒸可缓和牵牛子苦寒之性，现已较少使用，目前牵牛子主要采用炒制法炮制。《中国药典》(2015 版)一部牵牛子来源项下初加工为"秋末果实成熟、果壳未开裂时采割植株，晒干，打下种子，除去杂质"。饮片项下炮制方法为"除去杂质。用时捣碎"；炒牵牛子的炮制方法为"取净牵牛子，照清炒法炒至稍鼓起。用时捣碎"。

【图注】图中三人，右一人在缸中淘洗本品，左下一人将淘出之药摊晒。旁边有酒坛，示意拌酒。后有灶具及蒸器，示意药物须蒸过。背景有红日及竹匾，示意再晒。最后由左上一人用杵舂去药物外层黑皮。

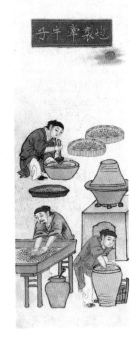

图 6 - 72　炮制牵牛子

蓖麻子

形似巴豆，节节有黄黑斑点。凡使，先须和皮用盐汤煮半日，去皮取子，研过用。忌炒豆，伏丹砂、粉霜。

【点评】古法炮制蓖麻子采用盐煮法，去除种壳，研碎入药。盐煮法可使蓖麻子的毒性有所降低。现盐煮蓖麻子已少见，通常去壳、捣碎后入药。《中国药典》(2015 版)一部蓖麻子来源项下初加工为"秋季采摘成熟果实，晒干，除去果壳，收集种子"。

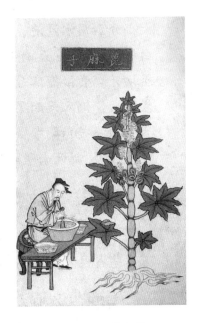

图 6 - 73　蓖麻子

饮片项下炮制方法为"用时去壳，捣碎"。蓖麻子现行的炮制品种尚有蓖麻子霜。

【图注】图中展示一人用研钵研蓖麻子。

天南星

陈久松白者良。滚汤明矾或姜汁拌和泡用。一用泡过者为末，入腊月黑牛胆中阴干用。蜀漆为之使，得火牛胆良，恶莽草，畏附子、干姜、防风、生姜，伏雌黄、丹砂、焰硝。

【点评】古法采用明矾(即白矾)和姜汁炮制天南星。白矾可产生拮抗作用而解毒，生姜则起到协同增效的作用，白矾还有防腐的作用。姜矾共制法炮制天南星沿用至今。《中国药典》(2015版)一部天南星来源项下初加工为"秋、冬二季茎叶枯萎时采挖，除去须根及外皮，干燥"。饮片项下生天南星炮制方法为"除去杂质，洗净，干燥"；制天南星的炮制方法为"取净天南星，按大小分别用水浸泡，每日换水2～3次，如起白沫时，换水后加白矾(每100kg天南星，加白矾2kg)，泡一日后，再进行换水，至切开口尝微有麻舌感时取出。将生姜片、白矾置锅内加适量水煮沸后，倒入天南星共煮至无干心时取出，除去姜片，晾至四至六成干，切薄片，干燥。每100kg天南星用生姜、白矾各12.5kg"。制天南星尚有姜制和胆汁制。

稀莶

方赤茎者良。采叶阴干，醇酒拌，九蒸九晒。忌铁。

【点评】稀莶即豨莶草。古法炮制豨莶草，采后阴干，酒拌匀，反复蒸晒后入药。酒蒸可缓解豨莶草苦寒之性，并利于有效成分的溶出。酒蒸法沿用至今。《中国药典》（2015 版）一部豨莶草来源项下初加工为"夏、秋二季花开前和花期均可采割，除去杂质，晒干"。饮片项下炮制方法为"除去杂质，洗净，稍润，切段，干燥"；酒豨莶草的炮制方法为"取净豨莶草段，照酒蒸法蒸透。每 100kg 豨莶草用黄酒 20kg"。豨莶草现行的炮制品种尚有蜜豨莶草、酒蜜制豨莶草。

【图注】图中二人正在清理采得之叶，旁有采药用的锄头和竹篮。背景为红日高照，地上有三个晒药竹匾，示意药物须晒干。

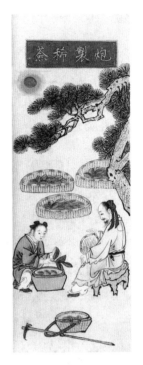

图 6-74　炮制稀莶

苧根

此物大能补阴而行滞血，方药以其目前贱物多不用。

【点评】苧根即苎麻，此处以根入药，现根、茎皮、叶、茎均能入药。此处并未列出炮制方法。现有苎麻根炭为炮制品。

白头翁

花子茎叶同。蠡实为之使，得酒良。

【点评】古人认为，白头翁用酒炮制较好。白头翁所含的皂苷类成分在酒中有较好的溶解度。《中国药典》（2015 版）一部白头翁来源项下初加工为"春、秋二季采挖，除去泥沙，干燥"。饮片项下炮制方法为"除去杂质，洗净，润透，切薄片，干燥"。白头翁现行的炮制品种尚有白头翁炭。

芦根

逆水生并黄泡肥浓味甘者良，露根勿用。去须节并赤黄皮用，其汁消痰开胃，下气除热，解一切食物、鱼虾、河鲀毒。

【点评】古人认为，芦根入药应去除须根、节及膜状叶，且只能取地下根茎入药，露出地面者不可用。现用法与古时一致。《中国药典》（2015 版）一部芦根来源项下初加工为"全年均可采挖，除去芽、须根及膜状叶，鲜用或晒干"。饮片项下鲜芦根炮制方法为"除去杂质，洗净，切段"；芦根炮制方法为"除去杂质，洗净，切段，干燥"。

马兜铃

凡使，采得后去叶并蔓了，用生绢袋盛，于东屋角畔悬令干了，劈作片，取向里子，去革膜并令净，用子。勿令去革膜不尽用之，并皮炒入药。

【点评】古人认为，马兜铃应取种子和果皮炒制后入药，隔膜部分须去除干净。马兜铃含马兜铃酸，具有肾毒性，炒制能降低马兜铃中马兜铃酸的含量。目前尚未见报道表明果实隔膜中马兜铃酸含量更高。炒制法炮制马兜铃沿用至今，目前马兜铃的炮制品以蜜马兜铃居多。《中国药典》（2015 版）一部马兜铃来源项下初加工为"秋季果实由绿变黄时采收，干燥"。饮片

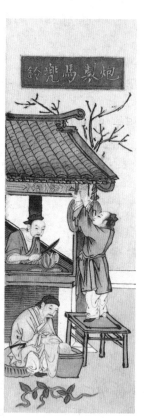

图 6-75　炮制马兜铃

项下炮制方法为"除去杂质，筛去灰屑"；蜜马兜铃炮制方法为"取净马兜铃，搓碎，照蜜炙法炒至不粘手"。

【图注】图中三人，左下一人往绢袋中盛药。右一人将药悬屋檐下令干。室内一人，用刀将马兜铃劈片。

仙茅

刮上皮于槐砧上，用铜刀切豆许大，却用生稀布袋盛，于乌豆水中浸一宿，取出用酒湿拌了蒸，从巳至亥，取出曝干。勿犯铁，斑人须鬓。禁食牛乳及黑牛肉。

【点评】古法炮制仙茅，先用黑豆水浸泡过夜，再用黄酒拌匀，蒸制12个小时，晒干。仙茅有毒性，黑豆水具有解毒作用，可降低仙茅的毒性；黄酒具有协同增效作用，可增强仙茅祛寒湿、强筋骨的功效。现炮制方法简化为净制。《中国药典》（2015版）一部仙茅来源项下初加工为"秋、冬二季采挖，除去根头和须根，洗净，干燥"。饮片项下炮制方法为"除去杂质，洗净，切段，干燥"。

【图注】图中四人，右下一人用水洗药，另一人在大木砧上用刀切药，右上一人手握布袋欲放入缸内，示意将药装袋，入缸浸之。左上一人双手作拌药状，按文字记载，此乃用酒湿拌。图上方有灶及甑，示意药物须蒸过。左上有竹匾，示意药物须曝干。

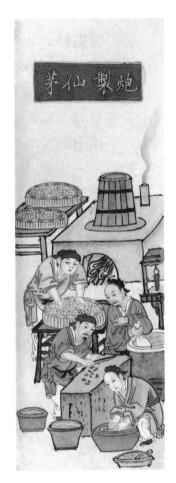

图6-76　炮制仙茅

刘寄奴

凡使，去梗，以布拭上薄壳皮令净，拌酒蒸，从巳至申出，曝干用之。茎叶花子皆可用。

【点评】古法炮制刘寄奴采用酒蒸法。酒蒸可促进刘寄奴中黄酮、香豆素、内酯类成分的溶出，利于药效的发挥。酒制法现较少使用，通常采用净制法。

【图注】图中二人，右下一人用布拭药令净，左一人双手作拌匀状，按文字记载，此乃拌酒入蒸。右上有灶和甑，蒸制拌酒之刘寄奴。左上有竹匾，示意曝干药物。

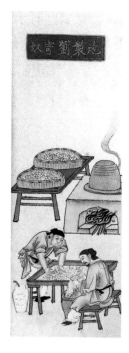

图 6 – 77　炮制刘寄奴

骨碎补

生江南，根着树石上，采得用铜刀刮去上黄赤毛尽，便细切，用蜜拌令润，架柳甑蒸一日后，出，曝干用。一法：去毛，细切后，用生蜜拌蒸，从巳至亥。

【点评】古法炮制骨碎补，采用去毛后加入蜜蒸制的方法。去毛一直沿用至今，但现代蜜蒸骨碎补较少见，主要炮制品种为烫骨碎补。《中国药典》（2015 版）一部骨碎补来源项下初加工为"全年均可采挖，除去泥沙，干燥，或再燎去茸毛（鳞片）"。饮片项下炮制方法为"除去杂质，洗净，润透，切厚片，干燥"；烫

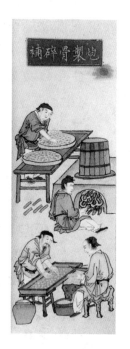

图 6 – 78　骨碎补

骨碎补的炮制方法为"取净骨碎补或片，照烫法用砂烫至鼓起，撞去毛"。骨碎补现行的炮制品种尚有炒骨碎补、酒骨碎补、盐骨碎补。

【图注】图中四人，右下一人用刀刮药去杂质，左下一人双手作拌匀状，按文字记载乃拌蜜令润。右上一人烧火，用甑蒸药。左上一人在红日之下摊晒药物。

连翘

黑而闭口者良，去蒂根，研。

【点评】古人认为连翘以青翘更好，研碎后入药。现代研究表明，青翘中连翘酯苷等有效成分的含量高于老翘。《中国药典》(2015 版)一部连翘来源项下初加工为"秋季果实初熟尚带绿色时采收，除去杂质，蒸熟，晒干，习称'青翘'；果实熟透时采收，晒干，除去杂质，习称'老翘'"。

续随子

凡用去壳，取色白者，以纸包，压去油，取霜用。

【点评】续随子即千金子。古法采用制霜法炮制千金子，取千金子霜入药。千金子具毒性，去油后，制霜，使毒性有所降低。此法炮制千金子沿用至今。《中国药典》(2015 版)一部千金子来源项下初加工为"夏、秋二季果实成熟时采收，除去杂质，干燥"。饮片项下炮制方法为"除去杂质，筛去泥沙，洗净，捞出，干燥，用时打碎"。

山豆根

或末，或研，或噙①咽。

【点评】古人将山豆根研末或研碎入药，或直接含入口中服用。山豆根主要含生物碱类成分，较易溶于水，研碎入药即可很好的发挥疗效。现通常采用净制法。《中国药典》(2015 版)一部山豆根来源项下初加工为"秋季采挖，除去杂质，洗净，干燥"。饮片项下炮制方法为"除去残茎及杂质，浸泡，洗净，润透，切厚片，干燥"。

白附子

竹节者良。炮去皮。得火良。

【点评】古人认为白附子以高温炮制较好，应去皮后入药。白附子有毒性，高温炮制使白附子的毒性有所降低，现亦去除外皮，通常采用姜汁、白矾共制法炮制。《中国药典》(2015 版)一部白附子来源项下初加工为"秋季采挖，除去须根和外皮，晒干"。饮片项下生白附子炮制方法为"除去杂质"；制白附子的炮制方法为"取净白附子，分开大小个，浸泡，每日换水 2~3 次，数日后如起黏沫，换水后加白矾(每 100kg 白附子用白矾 2kg)，泡 1 日后再进行换水，至口尝微有麻舌感为度，取出。将生姜片、白矾粉置锅内加适量水，煮沸后，倒入白附子共煮至无白心，捞出，除去生姜片，晾至六七成干，切厚片，干燥。每 100kg 白附子用生姜、白矾各 12.5kg"。

---

① 噙(qín芹)：含。

预知子

去皮，研服。

【点评】古人认为预知子应去皮，研碎后入药。现代研究表明，预知子果皮中含有丰富的皂苷类成分，现通常不去皮。《中国药典》(2015版)一部预知子来源项下初加工为"夏、秋二季果实绿黄时采收，晒干，或置沸水中略烫后晒干"。饮片项下炮制方法为"洗净，晒干。用时打碎"。

木贼草

去节，童便浸一宿，焙干。

【点评】木贼草即木贼。古人认为应去除节，用童便浸泡过夜，焙干入药。童便制可增强木贼疏风散热的功效。现未见去节的要求，童便制也较少，主要为净制，或制炭得木贼炭入药。

蒲公草

自采鲜者。入汤药，煎；入丸，末；傅疮毒，捣烂用。

【点评】蒲公草即蒲公英。古人认为蒲公英鲜品入药较好，可直接捣烂敷于疮上。蒲公英含甾醇类成分和丰富的维生素C，鲜用能更好的保持其疗效。目前蒲公英仍有鲜用者，现以干品入药居多。《中国药典》(2015版)一部蒲公英来源项下初加工为"春至秋季花初开时采挖，除去杂质，洗净，晒干"。饮片项下炮制方法为"除去杂质，洗净，切段，干燥"。

谷精草

土瓜为之使，忌铁，伏汞砂。

【点评】此处未列出炮制方法，仅注明炮制加工过程不得接触铁器，因其主要成分易与铁元素发生反应。《中国药典》(2015版)一部谷精草来源项下初加工为"秋季采收，将花序连同花茎拔出，晒干"。饮片项下炮制方法为"除去杂质，切段"。

夏枯草

土瓜为之使，忌铁，伏汞砂。

【点评】此处未列出炮制方法，仅注明炮制加工过程不得接触铁器，因其主要成分易与铁元素发生反应。《中国药典》(2015版)一部夏枯草来源项下初加工为"夏季果穗呈棕红色时采收，除去杂质，晒干"。

山慈菇根

出浙江处州府遂昌县洪山，地方市中无真者。形光无毛，《本草》注中云"有毛"，误矣。

【点评】此处未列出炮制方法。现通常采用净制法，洗净，干燥，切片，或用时捣碎。

灯心草

蒸熟待干，折取中心白穰燃灯者，是为熟草；不蒸者，生干剥取，为生草。入药用之最难研，以粳米、粉浆染过，晒干，研末，入水澄之，浮者是灯心也，晒干用。

【点评】灯心草为茎髓部位，古人认为可蒸熟后取出或直接剥取，因灯心草柔韧有弹性，较难研碎，通常用米浆或粉浆润透，晒干变硬，再研末，置水中，浮起者为灯心草，晒干入药。《中国药典》(2015 版)一部灯心草来源项下初加工为"夏末至秋季割取茎，晒干，取出茎髓，理直，扎成小把"。饮片项下炮制方法为"除去杂质，剪段"；灯心炭的炮制方法为"取净灯心草，照煅炭法制炭"。灯心草现行的炮制品种尚有朱砂拌灯心、青黛拌灯心。

海金沙

或丸或散，沙及草俱可入药。

【点评】古人认为海金沙的全草和孢子均可入药，现多用孢子。《中国药典》(2015 版)一部海金沙来源项下初加工为"秋季孢子未脱落时采割藤叶，晒干，搓揉或打下孢子，除去藤叶"。

萱草根

晒干为末，或用水煎、酒煎，研汁，皆可服。

【点评】古人认为，萱草根晒干后研细即可入药，可用水煎，可用酒煎，也可加水研汁服用。因萱草主要含蒽醌类成分，在水和酒中均有较好的溶解性。现通常洗净、切段、干燥后入药。

藿香

自种者良。揉之如荄香①气者真，薄荷香者非也。

【点评】此处藿香指广藿香，未列出炮制方法。《中国药典》(2015版)一部广藿香来源项下初加工为"枝叶茂盛时采割，日晒夜闷，反复至干"。饮片项下炮制方法为"除去残根和杂质，先抖下叶，筛净另放；茎洗净，润透，切段，晒干，再与叶混匀"。

络石

凡采得后，用粗布揩叶上茎蔓上毛了，用熟甘草水浸一伏时出，切，日干任用。杜仲、牡丹为之使，恶铁落，畏贝母、菖蒲，杀孽毒。

【点评】络石即络石藤。古法炮制络石藤，去毛后用甘草煎汤浸泡2个小时，切制，晒干入药。采用甘草水制，能缓和络石藤苦寒之性。现甘草水制已较少使用，通常采用净制的方法。《中国药典》(2015版)一部络石藤来源项下初加工为"冬季至次春采割，除去杂质，晒干"。饮片项下炮制方法为"除去杂质，洗净，稍润，切段，干燥"。

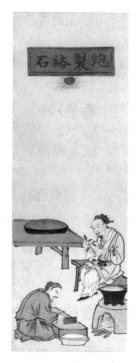

图6-79　炮制络石

【图注】图中二人，右上一人用布拭茎叶，旁边有一灶，锅中正在煮药，按文中记载，应为煮甘草水。左下一人用刀切药，旁有一盛药之盆。另有一桌，上有摊晾药材之竹匾，空中有红日，示意药物须晒干。

---

①　荄(huái 怀)香：即茴香。

木部

【点评】木部药物也是目前中药的主体组成部分之一，根据各自的特色，木部药物采用了不同的炮制方法，以达到减毒增效，改善性味，改变作用趋势，便于调剂，洁净利于贮藏，矫味矫臭等目的。

桂

凡使，勿薄者，要紫色厚者，去上粗皮取心中味辛者，使每斤大厚紫桂，只取得五两，取有味厚处生用。如末用，即用重密熟绢并纸裹，勿令犯风。其州土只有桂草，原无桂心，用桂草煮丹阳木皮，遂成桂心。凡用即单捣用之。得人参、甘草、麦门冬、大黄、黄芩，调中益气；得柴胡、紫石英、干地黄，疗吐逆。忌生葱、石脂。

【点评】桂即肉桂。古人认为以色紫、皮厚者为佳，用时应除去木栓层，生用。因肉桂中挥发油为主要成分，如研末使用，不能置通风处，以免引起挥发性有效成分的散失。通常

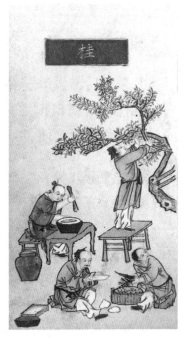

图7-1 桂

157

搗碎入药。《中国药典》(2015 版)一部肉桂来源项下初加工为"多于秋季剥取,阴干"。饮片项下炮制方法为"除去杂质及粗皮。用时搗碎",与古法一致。

【图注】图中四人,一人立凳上攀枝采桂枝,右下一人修削枝叶,左上一人搗药,左下一人用纸裹桂末。

桂枝

即桂之枝条轻薄者。

【点评】桂枝与肉桂基原植物相同,药用部位不同,桂枝用嫩枝入药。《中国药典》(2015 版)一部桂枝来源项下初加工为"春、夏二季采收,除去叶,晒干,或切片晒干"。饮片项下炮制方法为"除去杂质,洗净,润透,切厚片,干燥"。

槐实

凡采得后,去单子并五子者,只取两子三子者。凡使,用铜槌捶之令破,用乌牛乳浸一宿,蒸过用。景天为之使。

【点评】槐实即槐角。古人认为,槐角应选种子有 2~3 粒者较好,1 或 5 粒种子的不入药。现《中国药典》槐角性状项下有"种子1~6 粒",并未规定种子的数量。古法炮制槐角,用铜槌捶破,牛奶浸泡过夜,蒸制后入药。现少见用牛乳炮制,蒸制法仍保留。《中国药典》(2015 版)一部槐角来源项下初加工为"冬季采收,除去杂质,干燥"。饮片

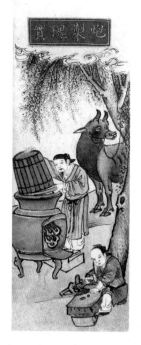

图 7-2 炮制槐实

项下槐角的炮制方法为"除去杂质";蜜槐角的炮制方法为"取净槐角，照蜜炙法炒至外皮光亮、不粘手。每100kg槐角用炼蜜5kg"。槐角现行的炮制品种尚有炒槐角、蒸槐角、槐角炭。

【图注】图中二人，右下一人用锤砸破槐实，左上一人掀开甑盖，其后有一黑牛，按文字记载，此示意用乌牛乳蒸槐实。

槐花

未开时采收，陈久者良。入药拣净，酒浸，微炒。若止血炒黑。

【点评】古人认为槐花以未开放时的花蕾入药更好，久放会使疗效增强。采用酒浸泡后略微炒制的方法进行炮制，用于止血时炒炭。槐花主要含黄酮类成分，酒浸可促进黄酮类成分的溶出，现较少用酒浸泡，炒制和炒炭法古今基本一致。现代研究表明，炒炭后槐花中鞣质成分的含量显著增加，因而表现出止血作用。《中国药典》(2015版)一部槐花来源项下初加工为"夏季花开放或花蕾形成时采收，及时干燥，除去枝、梗及杂质。前者习称'槐'，后者习称'槐米'"。饮片项下槐花的炮制方法为"除去杂质及灰屑"；炒槐花的炮制方法为"取净槐花，照清炒法炒至表面深黄色"；槐花炭的炮制方法为"取净槐花，照炒炭法炒至表面焦褐色"。槐花现行的炮制品种尚有蜜槐花、醋槐花。

枸杞根

即地骨皮。凡使根掘得后，用东流水浸，以物刷上土了，待干，破去心，用热甘草汤浸一宿，然后焙干用。其根若似物命形状者上。春食叶，夏食子，秋食根并子。也制硫黄、丹砂。

【点评】枸杞根即地骨皮。古今药用部位一致，均为去掉木心的根皮。古法炮制采用甘草煎汤浸泡过夜，再焙干入药。现代研究有报道地骨皮煎剂引起犬和家兔一过性蜷伏的现象，甘草煎汤浸泡，或与减轻地骨皮的副作用有关。现已未见甘草煎汤浸泡的炮制方法。《中国药典》(2015 版)一部地骨皮来源项下初加工为"春初或秋后采挖根部，洗净，剥取根皮，晒干"。饮片项下的炮制方法为"除去杂质及残余木心，洗净，晒干或低温干燥"。地骨皮现行的炮制品种尚有(麦麸)炒地骨皮。

【图注】图中三人，右下一人在掘土取根，左下一人伸手入盆，示意浸药。左上一人蹲在灶前焙干药物。

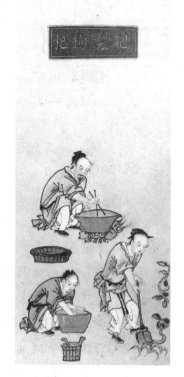

图 7 - 3　炮制枸杞根

枸杞子

去蒂及枯者，酒润一夜，捣烂入药。

【点评】古人认为，枸杞子应用酒浸泡过夜，捣烂后入药。与酒能促进枸杞子中有效成分的溶出有关，捣烂后使成分更易煎出。现代枸杞子通常干燥后直接入药，少见经炮制者。《中国药典》(2015 版)一部枸杞子来源项下初加工为"夏、秋二季果实呈红色时采收，热风烘干，除去果梗，或晾至皮皱后，晒干，除去果梗"。

柏实

去油者，酒拌蒸，另捣如泥，或蒸熟，曝裂，舂簸取仁，炒研入药。瓜子、牡蛎、桂为之使，畏菊花、羊蹄、诸石及面曲，伏砒硝。

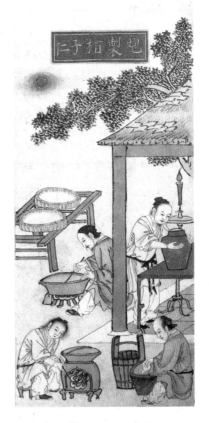

图7-4　炮制柏子仁

【点评】柏实即柏子仁。古代有两种炮制方法，其一，去除油脂后的侧柏种子，黄酒拌匀，蒸透，取出，捣成泥状，入药；其二，种子蒸透，至种皮裂开，舂碎，筛出种仁，炒制后研碎入药。去除油脂可使柏子仁的润肠通便的作用弱化，养心安神的功效增强；黄酒拌匀，可促进柏子仁中有效成分的溶出。因柏子仁富含油脂，通常蒸熟或炒熟，还可防止柏子仁败油变质。古今炮制方法基本一致。《中国药典》(2015版)一部柏子仁来源项下初加工为"秋、冬二季采收成熟种子，晒干，除去种皮，收集种仁"。饮片项下柏子仁的炮制方法为"除去杂质和残留的种皮"；柏子仁霜的炮制方法为"取净柏子仁，照制霜法制霜"。柏子仁现行的炮制品种尚有炒柏子仁。

【图注】图中四人，右下一人在洗药，右上一人可能是在用酒浸药物，左下一人在烧火煮干，左上一人在搅拌锅中药物。背景为红日和竹匾，示意晒干药物。

柏叶

向月令采之，春东夏南秋西冬北。使、畏、伏同实。

【点评】柏叶即侧柏叶。古人认为，侧柏叶的采收应根据季节的不同而调整，春季采侧柏东面枝叶，夏季采南面，秋季采西面，冬季采北面。皆与侧柏在不同季节各方位的茂盛程度相关。《中国药典》（2015 版）一部侧柏叶来源项下初加工为"多在夏、秋二季采收，阴干"。饮片项下侧柏叶的炮制方法为"除去硬梗及杂质"；侧柏炭的炮制方法为"取净侧柏叶，照炒炭法炒至表面黑褐色，内部焦黄色"。侧柏叶现行的炮制品种尚有醋侧柏叶、炒侧柏叶、焦侧柏叶、盐侧柏叶、蒸侧柏叶。

茯苓

坚白者良。去皮，捣为末，于木盆中搅三次，将浊浮者去之，是茯苓筋，若误服之，令人眼中瞳子并黑睛点小兼盲目，切记。如飞澄净，晒干，人乳拌蒸用，赤茯苓则不必飞也。使、恶、畏、忌同茯神。

【点评】茯苓以色白、质地坚硬者质量较好。古法炮制茯苓，去除外皮，捣碎成末，在木盆中搅，去除混浊和上浮的部分。取沉淀晒干，人乳拌匀，蒸透后入药。古人认为茯苓中"茯苓筋"的部分易引起目盲，

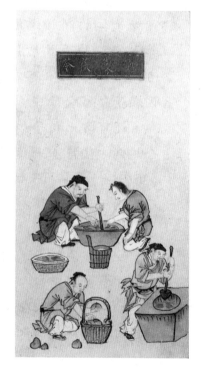

图 7-5　炮制茯苓

目前尚未见相关研究报道。人乳炮制，历来存在争议，一说人乳可增强茯苓补阴的功效，一说人乳炮制使茯苓利水渗湿的功效消失，现已未见人乳拌蒸茯苓的炮制方法。《中国药典》(2015 版)一部茯苓来源项下初加工为"多于 7～9 月采挖，挖出后除去泥沙，堆置'发汗'后，摊开晾至表面干燥，再'发汗'，反复数次至现皱纹、内部水分大部散失后，阴干，称为'茯苓个'；或将鲜茯苓按不同部位切制，阴干，分别称为'茯苓块'和'茯苓片'"。饮片项下炮制方法为"取茯苓个，浸泡，洗净，润后稍蒸，及时削去外皮，切制成块或切厚片，晒干"。茯苓现行的炮制品种尚有朱茯苓。

【图注】图中四人，左下一人在去茯苓皮；右下一人用石臼杵捣；另上方有二人在搅动盘中之水，以去浊浮的茯苓筋。

茯神

去皮木用。马间为之使，得甘草、防风、芍药、麦门冬、紫石英，疗五脏。恶白敛，畏地榆、秦艽、牡蒙、龟甲、雄黄，忌米醋及酸物。

【点评】古人认为茯神应去除外皮和松木根部分再入药。现通常保留松木根的部分，以便和茯苓区分。

琥珀

凡用，红松脂、石珀、水珀、花珀、物象珀、瑿①珀、琥珀。红松脂如琥珀，只是浊，太脆纹横；水珀多无红，色如浅黄，多粗皮皱；石珀如石重，色黄不堪用；花珀纹似新马尾松心纹，一路赤、一

---

① 瑿(yī 依)：极为贵重的琥珀，白天看为黑色，灯光下看为红色。

路黄；物象珀，其内自有物命，动此使有神妙；瑿珀，其珀是众珀之长，故号曰瑿珀；琥珀如血色，热于布上拭，吸得芥子者真也，大率以轻而透明者为佳，入药中。用水调侧柏子末安于瓷锅子中，安琥珀于末中了，下火煮，从巳至申，别有异光，别捣如粉，重筛用。一法：用细布包，纳豆腐锅中煮之，然后灰火略煨过。入目制用，安心神生用。

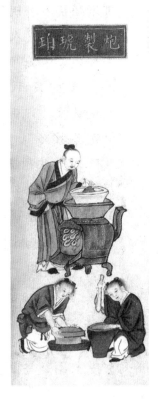

图7-6　炮制琥珀

【点评】古法炮制琥珀，将柏子仁研末，置琥珀于柏子仁末之中，煮制6个小时，直至琥珀的光泽度明显变化，取出，捣成粉末，过筛后入药。或用布包裹，置豆腐锅中煮制，再煨制。眼科用琥珀应炮制后入药，生用有养心安神的功效。琥珀为松科松属植物的树脂，埋藏地下经年转化而成的化石样物质，因此可能含重金属类物质，柏子仁末或豆腐与琥珀一同煮制，有去除部分重金属的作用。现通常捣碎或研成细粉入药。

【图注】图中三人，右下一人用杵杆捣药；左下一人在筛药，另有一人站立，观察灶具上之蒸锅，其内正在煮琥珀。

酸枣

粒粒粗，勿碎皮者良。炒爆，研细入药，如砂仁法，勿隔宿。恶防己。

【点评】酸枣即酸枣仁。古法炮制时，炒至种皮裂开，再研细后入药。且认为，炮制品应现制现用，不能隔夜存放。炒制之后，酸枣仁产生特异香气，易于服用，同时，炒制裂开后研细易于有效成分的煎出，安神作用有所增强。现炮制方法与古法基本一致。《中国药典》(2015版)一部酸枣仁来源项下初加工为"秋末冬初采收成熟果实，除去果肉和核壳，收集种子，晒干"。饮片项下酸枣仁的炮制方法为"除去残留核壳。用时捣碎"。炒酸枣仁的炮制方法为"取净酸枣仁，照清炒法炒至鼓起，色微变深。用时捣碎"。酸枣仁现行的炮制品种尚有焦酸枣仁、朱砂制酸枣仁。

【图注】图中上方有晒药匾及红日，示意药物须晒干；右边大灶与甑，示意须蒸制。图中二人，上方一人，当是在桌上盆里拌酸枣仁，下方一人在研磨酸枣仁。

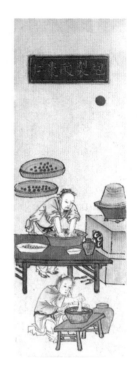

图7-7 炮制酸枣仁

黄柏木

即黄柏也。凡使，用刀削上粗皮了，用生蜜水浸半日，漉出，晒干，用蜜涂，文武火炙，令蜜尽为度。凡修事五两，用蜜三两。一法：用盐、酒拌炒褐色。恶干漆，伏硫黄。

【点评】黄柏木即黄柏。古人认为，黄柏应刮去木栓层，用生蜜水浸泡半天，取出，晒干，再涂上蜜，用适当的火候炒至蜜吸尽。蜜的用量为黄柏用量的六成。或用盐和酒拌匀黄柏，炒至褐色。《本草纲目》记载"黄柏……酒制则治上，

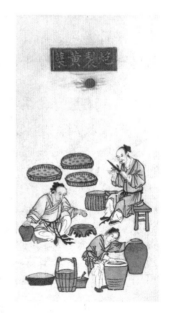

图7-8 炮制黄檗

盐制则治下，蜜制则治中"。蜜制还能缓和黄柏苦寒之性。黄柏主要成分为生物碱，如小檗碱，水溶性较好，盐、酒拌匀后炒制通常不会导致生物碱的流失。现入药时也刮去了木栓层，但炮制方法有所不同。《中国药典》(2015版) 一部黄柏来源项下初加工为"剥取树皮后，除去粗皮，晒干"。饮片项下黄柏的炮制方法为"除去杂质，喷淋清水，润透，切丝，干燥"；盐黄柏的炮制方法为"取黄柏丝，照盐水炙法炒干"黄柏炭的炮制方法为"取黄柏丝，照炒炭法炒至表面焦黑色"。黄柏现行的炮制品种尚有炒黄柏、酒炒黄柏。

【图注】图中三人，右上一人在削去粗皮，右下一人在用蜜水浸药，左一人在小灶旁，一手取药，一手似乎放药待炙。背景为红日，地上有三个竹匾，示意药物须晒干。

楮实

凡使，采得后用水浸三日，将物搅，旋投水，浮者去之，晒干，用酒浸一伏时了，便蒸，从巳至亥出，焙令干用之。

【点评】楮实即楮实子。古人认为，楮实子采收后，用水浸泡三天，去除浮起的干瘪果实、宿萼及杂质，晒干，黄酒浸泡2个小时，再蒸制12个小时，焙干后入药。楮实子的宿萼呈膜状，长时间浸泡后易脱落，能随着水的搅动而浮起，水浸便于去除宿萼。楮实子主要含皂苷类成分，酒制有助于有效成分的溶出，酒制提升，能增强楮实子明目的功效。酒浸再蒸干的方式现较少使用。

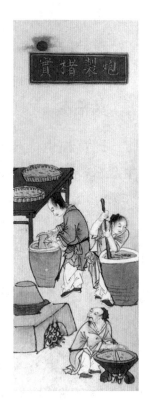

图7-9 炮制楮实

《中国药典》(2015版)一部楮实子来源项下初加工为"秋季果实成熟时采收，洗净，晒干，除去灰白色膜状宿萼和杂质"。饮片项下炮制方法为"除去杂质和灰屑"。楮实子现行的炮制品种尚有炒楮实子。

【图注】图中三人，右上一人在大缸中水浸药物，并用棍搅动，去浮者，然后晒干(背景有红日及晒药竹匾)。左上一人在舀酒入瓮浸制药物，然后入甑蒸之，蒸好后由右下一人焙干。

松脂

凡用，以胡葱同煮二十沸，入冷水揉扯数十次，晒干用。

【点评】松脂即松香。古人认为，松香应与胡葱同煮，在冷水中反复揉扯，晒干后入药。与胡葱同煮，可降低松香中挥发性成分的含量，增强排脓拔毒的功效；在冷水中反复揉扯，则可减少松香中的杂质和松香酸等水溶性成分，降低外用时对皮肤的刺激性。松香现行的炮制品种尚有炒松香。

降真香

以番舶来者色较红，香气甜而不辣，用之入药殊胜，色深紫者不良。

【点评】降真香即降香。古人认为，以色较红的进口降香品质更佳。此处未列出炮制方法。《中国药典》(2015版)一部降香来源项下初加工为"全年均可采收，除去边材，阴干"。饮片项下炮制方法为"除去杂质，劈成小块，碾成细粉或镑片"。

茗①苦荼②

入清头目药，用苦荼；消食下气用佳茗。

【点评】茗苦荼即茶叶。通常早采的嫩叶为苦荼，迟采的老叶为茗。古人认为，茶叶嫩者可清头目，老则可消食下气。通常净制即可。

南烛

茎叶捣汁，渍③米炊饭；子入涩精补益药用。

【点评】南烛又称乌饭树，茎叶捣出的汁可用于浸泡白米，烹制乌饭；古人认为，南烛的果实具有补肝肾、强筋骨、益肾气的功效。通常净制即可。

干漆

火煅黑烟起尽，存性，研如飞尘。半夏为之使，畏鸡子、紫苏、杉木、漆姑草、蟹，忌油脂。

【点评】古人认为，干漆应炮制成炭存性，研成细粉后入药。干漆生品有毒，炒炭可降低其毒性或刺激性。古今炮制方法基本一致。

【图注】图中二人，在漆树上插入竹筒做的楔子，使树脂流入竹筒，将竹筒中的漆倒入桶中，干则变黑。

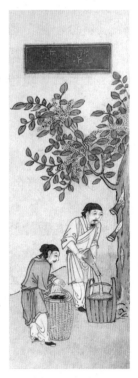

图7-10 干漆

---

① 茗：茶之晚采者，即老叶。
② 苦荼(tú 徒)：茶的别称。
③ 渍(zì 自)：浸，泡。

五加皮

五叶者是。剥皮去骨，阴干。远志为之使，畏玄参、蛇皮。

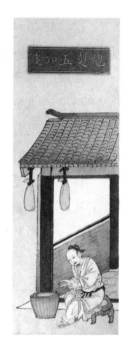

图 7-11　炮制五加皮

【点评】古人认为，五加皮的药用部位为根皮，阴干后入药。阴干可更好地保存五加皮的有效成分，为了提高干燥效率，现通常采用晒干法。《中国药典》(2015 版)一部五加皮来源项下初加工为"夏、秋二季采挖根部，洗净，剥取根皮，晒干"。饮片项下炮制方法为"除去杂质，洗净，润透，切厚片，干燥"。五加皮现行的炮制品种尚有炒五加皮、酒制五加皮。

【图注】图中一人，剥取五加皮，药物装入布袋，悬于屋檐下，阴干。

蔓荆实

凡使，去蒂子下白膜一重，用酒浸一伏时后蒸，从巳至未出，晒用。一法：炒，捶碎用。恶乌头、石膏。

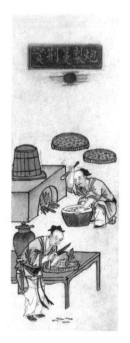

图 7-12　炮制蔓荆实

【点评】蔓荆实即蔓荆子。古人认为，蔓荆子炮制时应先去除花萼部分，再用黄酒浸泡 2 个小时，蒸制 4 个小时，晒干后入药。或炒制之后，捶碎入药。现后者沿用较多。蔓荆子炒制之后，质地疏松，便于粉碎和成分煎出，且辛散之性得以缓和。现代研究表明，蔓荆子微炒捣碎品水浸出物含量较生品和炒焦品高。《中国药典》(2015版)一部蔓荆子来源项下初加工为"秋季果实成熟时采收，除去杂质，晒干"。饮片项下蔓荆子的炮制方法为"除去杂质"；炒蔓荆子的炮制方法为"取净蔓荆子，照清炒法微炒。用时捣碎"。蔓荆子现行的炮制品种尚有蔓荆子炭。

【图注】图中二人，左下一人用刀修理药材，据文字记载，应当为去除蔓荆实果蒂下的白膜，但图中乃修理植物茎叶；有大灶及甑，示意药物须蒸过；背景为红日、竹匾，示意蒸后晒干；右上一人用杵捣碎蔓荆实。

辛夷

凡用，去粗皮，拭上白赤毛了，去心，即以芭蕉木浸一宿，漉出，用浆水煮过，从巳至未出，焙干用。若治眼目中患，即一时去皮，用向里实者。芎劳为之使，恶五石脂，畏菖蒲、黄连、蒲黄、石膏、黄环。

【点评】古人认为，辛夷入药应当去除粗皮以及表面的毛，目的是防止细毛带来的刺激性。再去心，即花托部分，仅保留花蕾中花瓣的部分。与芭蕉木一同浸泡过夜，滤出，酸浆水煮4个小时，焙干后入药。如用于眼部疾病的治疗，则去除粗皮，用里面较为紧实的花瓣。辛夷主要含挥发油，以花瓣含量较

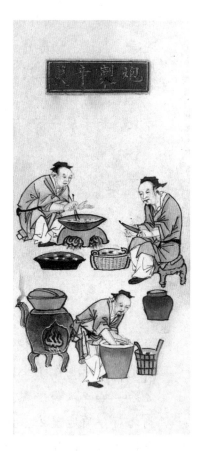

图7-13 炮制辛夷

高，古代炮制方法侧重于使用花蕾中的花瓣，现为了减少加工工序，较少去除粗皮(苞片)和花托。《中国药典》(2015 版)一部辛夷来源项下初加工为"冬末春初花未开放时采收，除去枝梗，阴干"。辛夷现行的炮制品种尚有炒辛夷、蜜辛夷。

【图注】图中三人，右上一人用小刀去粗皮。图下方一人伸手入缸，示意水浸。其身后有炉灶及锅，示意药物须煮过。左上一人正在小火上焙干药材。

桑上寄生

凡使，在树上自然生独枝树是也。采得后，用铜刀和根枝茎细剉，阴干了用。忌火。

【点评】桑上寄生即桑寄生。古人认为，采收后将根、枝、茎用铜刀剉细，阴干后入药。炮制过程忌高温。现通常不用根和粗茎。《中国药典》(2015 版)一部桑寄生来源项下初加工为"冬季至次春采割，除去粗茎，切段，干燥，或蒸后干燥"。饮片项下炮制方法为"除去杂质，略洗，润透，切厚片或短段，干燥"。桑寄生现行的炮制品种尚有酒桑寄生。

【图注】图中一人，将桑寄生切细，用布包悬屋檐下，阴干。

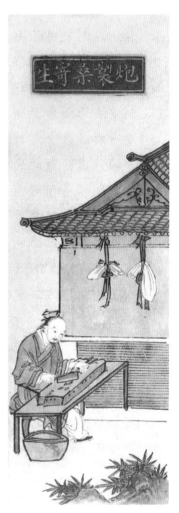

图 7-14　炮制桑寄生

杜仲

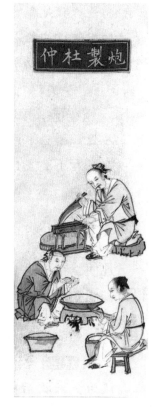

极厚者良。削去粗皮,每一斤,用酥一两、蜜三两和涂,火炙,以尽为度。一法:用酒炒断丝,以渐取屑方不焦。恶玄参、蛇蜕皮。

【点评】古人认为,杜仲以厚者质佳。古法炮制采用酥油蜜炙法,先削去木栓层,用酥油和蜂蜜的混合物涂抹,以火炙,直至酥油和蜂蜜被杜仲吸收完全。另一种炮制方法为酒炒至断丝而不焦。杜仲外表粗皮有效成分含量较低,且容易阻碍有效成分的煎出,因此通常除去。杜仲所含的杜仲胶也容易阻碍有效成分的煎出,故用酒炒至断丝,同时酒可促进有效成分的溶出。现较少使用以上两种方法,通常采用盐炒法。《中国药典》(2015版)一部杜仲来源

图7-15 炮制杜仲

项下初加工为"4~6月剥取,刮去粗皮,堆置'发汗'至内皮呈紫褐色,晒干"。饮片项下杜仲的炮制方法为"刮去残留粗皮,洗净,切块或丝,干燥";盐杜仲的炮制方法为"取杜仲块或丝,照盐炙法炒至断丝、表面焦黑色"。杜仲现行的炮制品种尚有酒杜仲。

【图注】图中三人,右下一人用小刀削去粗皮。右上一人用铡刀切断树皮。左一人在锅上涂酥、蜜炙杜仲。

女贞实

按《本草》女贞实与冬青似是而非也。女贞叶长四五寸,子黑;

冬青叶团，子微红。俱霜后采，阴干，去粗皮，内更有细皮，实白色，酒拌黑豆，同蒸九次。

【点评】女贞实即女贞子。古人认为，女贞子霜后采，阴干，去除外果皮，用黄酒和黑豆拌匀，蒸制九次。黑豆可增强女贞子滋补肝肾的功效，黄酒则利于女贞子有效成分的溶出。今炮制方法大为简化。《中国药典》(2015版)一部女贞子来源项下初加工为"冬季果实成熟时采收，除去枝叶，稍蒸或置沸水中略烫后，干燥；或直接干燥"。饮片项下女贞子的炮制方法为"除去杂质，洗净，干燥"；酒女贞子的炮制方法为"取净女贞子，照酒炖法或酒蒸法炖至酒吸尽或蒸透"。女贞子现行的炮制品种尚有盐女贞子、醋女贞子。

枫香脂

凡用，以齑①水煮二十沸，入冷水中揉扯数十次，晒干用。

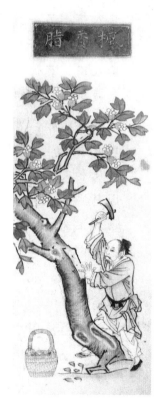

【点评】古人认为，枫香脂应与腌菜的水同煮，在冷水中反复揉扯，晒干后入药。与腌菜的水同煮，可降低枫香脂中挥发性成分的含量，增强解毒生肌的功效；在冷水中反复揉扯，则可减少枫香脂中的杂质和酸性的水溶性成分，降低外用时对皮肤的刺激性。

【图注】图中一人在砍树皮成坎，令其流出脂液。

---

① 齑(jī 鸡)：细碎的腌菜。齑水即腌菜的水。

图 7-16 枫香脂

蕤核

凡使，汤浸去皮尖，擘①作两片，用芒硝、木通草二味，和蕤仁同水煮一伏时后，漉出，去诸般药，取蕤仁研成膏，任加减入药中使。每修事四两，用芒硝一两，木通草七两。一法：去衣，绵纸包，研去油用。

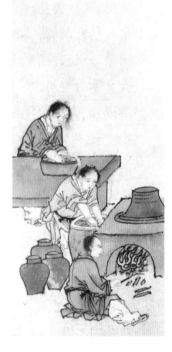

图 7-17　炮制蕤仁

【点评】蕤核即蕤仁。古人认为，蕤仁应去皮和尖，擘开，加入芒硝、木通草同煮2个小时，取出，将蕤仁研成膏状入药。另一种炮制方法为，去皮，以绵纸包住，研至绵纸将蕤仁中的油吸尽后入药。蕤仁为眼科疾病要药，具有疏风散热，养肝明目的功效，去除其所含的丰富油脂，可降低其润肠的功效，突出养肝明目的功效。现通常未要求去种皮和尖，炮制方法也大为简化。《中国药典》(2015版)一部蕤仁来源项下初加工为"夏、秋间采摘成熟果实，除去果肉，洗净，晒干"。饮片项下炮制方法为"除去杂质，洗净，干燥。用时捣碎"。蕤仁现行的炮制品种尚有炒蕤仁、蕤仁霜。

【图注】图中三人，中间一人双手入缸，示意汤浸。左上一人，在一盆中搓揉，可能是去皮尖。右下一人在烧火煮蕤核。

---

① 擘(bāi 掰)：劈开，分开。

丁香

凡使，有雄雌。雄颗小，雌颗大，似榠①枣核，方中多使雌，力大。膏煎中用雄，若欲使雄，须去丁盖乳子，发人背也。入煎药为末调入，或将好投入一二沸即倾。畏郁金，忌火。

【点评】丁香分雌雄，雄者为公丁香，即花蕾；雌者为母丁香，即果实。古人认为，公丁香应去除花冠部分，仅保留萼筒。因丁香含大量的挥发油，煎药时先将丁香研成粉，最后投入煎片刻即可，以防挥发油的散失。现通常以整个花蕾入药，不再去除花冠部分。《中国药典》(2015版)一部丁香来源项下初加工为"当花蕾由绿色转红时采摘，晒干"。饮片项下丁香的炮制方法为"除去杂质，筛去灰屑。用时捣碎"。

【图注】图中二人，一人将丁香煎膏，一童子侍奉在旁。

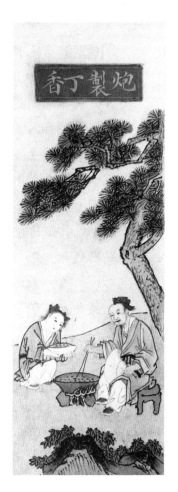

图 7-18 炮制丁香

沉香

凡使，须要不枯、色黑润者良。如觜②角硬，重沉于水下为上

---

① 榠(xuán 旋)：圆。
② 觜(zuǐ 嘴)：特指鸟嘴。

也，半沉者次也。入散中用，须候众药出，即入伴和用之；入煎磨汁。忌见火。

【点评】古人认为，沉香以油润、色黑、质硬、易沉于水者为佳，此处指进口沉香。国产沉香通常半沉于水或沉于水，质稍次。目前市场流通以国产沉香为主。通常入散剂，制剂时最后加入，拌匀；如入煎剂，则加水磨成汁，兑入服用。炮制过程应避免高温。沉香主要含挥发油，高温易引起挥发油的散失。古今用法基本一致。《中国药典》(2015 版)一部沉香来源项下初加工为"全年均可采收，割取含树脂的木材，除去不含树脂的部分，阴干"。饮片项下炮制方法为"除去枯废白木，劈成小块。用时捣碎或研成细粉"。

乳香

圆小光明者良。一方：以灯心同研，或以糯米数粒同研，或以人指甲二三片同研，或以乳钵坐热水中乳之，云皆易细。总不如研细，和人乳略蒸，再研匀，晒干，研如飞尘为妙。药将沉下，一二沸即起，勿多煮。

【点评】古人认为，乳香须研成极细粉入药。或加入灯心同研，或加入糯米粒同研，或加入人指甲同研，又或者置乳钵中于热水浴中软化。对于极难研细的乳香，可加入人乳后略蒸，再研细，晒干，研成极细粉。乳香粉入药通常煎制片刻即可。研成极

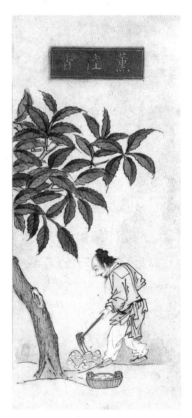

图 7-19　薰陆香

细粉可促进乳香有效成分的溶出。现炮制方法与古法不同。《中国药典》(2015 版)一部乳香来源项下初加工为"收集树皮渗出的树脂,分为索马里乳香和埃塞俄比亚乳香,每种乳香又分为乳香珠和原乳香"。饮片项下醋乳香的炮制方法为"取净乳香,照醋炙法炒至表面光亮。每 100kg 乳香,用醋 5kg"。乳香现行的炮制品种尚有炒乳香、灯芯制乳香、煮乳香。

【图注】图中一人正在用锄头掘取地上的胶脂。

没药

透明者良。制同乳香法。

【点评】古人认为,没药的炮制方法与乳香同,应研成极细粉入药。研成极细粉可促进没药有效成分的溶出。现炮制方法与古法不同。《中国药典》(2015 版)一部没药来源项下初加工为"收集树皮渗出的树脂,分为天然没药和胶质没药"。饮片项下醋没药的炮制方法为"取净没药,照醋炙法炒至表面光亮。每 100kg 没药,用醋 5kg"。没药现行的炮制品种尚有炒没药、灯心制没药、煮没药。

金樱子

熬膏服,或和药。霜降后采金樱子不拘多少,以粗器微捣去毛刺净,复捣破去子,约有一斗,用水二斗煮之一饭时,漉起清汁,又入白水煮之,又漉起,又入白水煮,三次之后,其渣淡而无味,去之,只将净汁复以细密绢滤过,净锅熬之,如饴乃止,收贮瓷樽①中,坐凉水内一宿,用。服之大能固精,《良方》二仙丹即此膏加入芡实粉。

---

① 樽:盛酒器。

【点评】古人认为，金樱子采摘后，略捣，去除毛刺，再捣破，去除种子，加两倍量的水煮约1个小时，滤出煎液，再反复加水煎煮共三次，合并三次煎液，细密绢布过滤，熬至糖浆状，储存于瓷瓶内，凉水浴冷却过夜，即可服用。金樱子的毛刺和种子非药用部位，且所占比例较大，去除较好。现金樱子肉炮制方法与古法一致。《中国药典》(2015版)一部金樱子来源项下初加工为"10～11月果实成熟变红时采收，干燥，除去毛刺"。饮片项下金樱子肉的炮制方法为"取净金樱子，略浸，润透，纵切两瓣，除去毛、核，干燥"。金樱子现行的炮制品种尚有蜜金樱子、炒金樱子、麸炒金樱子、烫金樱子、盐金樱子。

桑根白皮

自采入土东行者。或竹刀，或铜刀刮去黄粗皮，手析成丝，拌蜜瓦上炙。根浮土上者杀人。桂心、续断、麻子为之使，忌铁器。

【点评】桑根白皮即桑白皮。古人认为，桑白皮炮制加工过程忌铁器，应采用竹刀或铜刀刮去根的木栓层，再撕成丝条状，蜜炙。桑白皮性寒，具有泻肺行水的功效，蜜炙后，寒泻之性得到缓和，偏于止咳平喘。古今炮制方法基本一致。《中国药典》(2015版)一部桑白皮来源项下初加工为"秋末叶落时至次春发芽前采挖根部，刮去黄棕色粗皮，纵向剖开，剥取根皮，晒干"。饮片项下桑白皮的炮制方法为"洗净，稍润，切丝，干燥"；蜜桑白

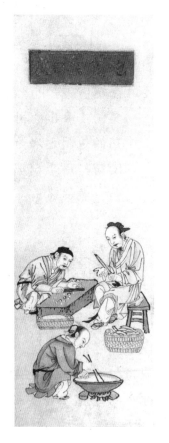

图7-20　炮制桑白皮

皮的炮制方法为"取桑白皮丝，照蜜炙法炒至不粘手"。桑白皮现行的炮制品种尚有炒桑白皮。

【图注】图中三人，按雷公法炮制药物。右上一人，用小刀刮外层皮，左上一人用刀在木砧上切断桑根白皮。另有一人在焙干药材。

桑叶

煎汤、研汁、为末，俱可。经霜者另取，洗眼用。

【点评】古时桑叶的炮制方法较为简单。古人认为，桑叶可直接入煎剂，也可研汁，或可研成细粉入药。霜后桑叶可用于洗眼。现通常以初霜后的桑叶入药。《中国药典》(2015 版) 一部桑叶来源项下初加工为"初霜后采收，除去杂质，晒干"。饮片项下炮制方法为"除去杂质，搓碎，去柄，筛去灰屑"。桑叶现行的炮制品种尚有炒桑叶、蒸桑叶、蜜桑叶。

淡竹叶

典箽竹叶，别有用。

【点评】此药未列出炮制方法。《中国药典》(2015 版) 一部淡竹叶来源项下初加工为"夏季未抽花穗前采割，晒干"。饮片项下炮制方法为"除去杂质，切段"。

竹沥

用取新鲜金竹，锯尺许，中留节，两头去节，劈两开，不拘多少，用砖三块架定，竹两头出砖二寸许，各以瓷盘置于下，候沥滴其中。用烈火熏逼，则两头溅溅①滴沥于盘中，竹将自燃，沥便尽矣。就将滴过沥竹为薪，又架新竹于砖上，如前烧逼，任取多少。淡竹、篁竹、苦竹、慈竹，惟四种，各有沥，堪用。姜汁为之使。

【点评】古人制取竹沥的方法为，取新鲜金竹，火烤至竹沥滴出。古今制法一致。古时用金竹、淡竹、篁竹、苦竹、慈竹，现多种竹均可用于制备竹沥，以淡竹为佳。

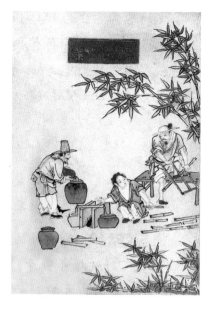

图7-21　炮制淡竹叶(实为制备竹沥)

【图注】图中三人，一人锯竹，一人在两砖支起的火上烧竹取沥，另一人将竹沥倾倒入罐。

竹皮茹

取极鲜竹刮皮，磋去外硬青，勿用。只淡竹、篁竹、苦竹堪用，余不入药。

【点评】竹皮茹即竹茹。古人认为应当取极为新鲜的竹，去除外表青色硬皮，再刮取中间层。《中国药典》(2015版)一部竹茹来源项下初加工为"全年均可采制，取新鲜茎，除去外皮，将稍带绿色的中间层刮成丝条，或削成薄片，捆扎成束，阴干"。饮片项下竹茹的炮制方法为"除去杂质，切段或揉成小团"；姜竹茹的炮制方法为"取净竹茹，照姜汁炙法炒至黄色"。竹茹现行

---

① 溅(jī鸡)：水外流。溅溅，指水流不断。

的炮制品种尚有炒竹茹。

吴茱萸

凡使，先去叶核并杂物了，用大盆一口，使盐水洗一百转，自然无涎，日干，任入丸散中用。修事十两，用盐二两，研作末，投东流水四斗中，分作一百度洗，别有大效。若用醋煮，即先沸醋三十余沸，后入茱萸，待醋尽，晒干。每用十两，使醋一镒为度。蓼实为之使，恶丹参、硝石、白垩，畏紫石英。

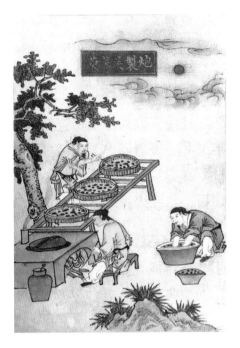

图 7-22　炮制吴茱萸

【点评】古人炮制吴茱萸，以盐水反复清洗，洗去黏液，晒干，用于制备丸散。盐用量为吴茱萸的 1/5。也有用醋煮，待醋反复沸腾，再放入吴茱萸，煮至醋被吴茱萸吸尽，晒干入药。醋用量为吴茱萸的两倍。吴茱萸入肝经，醋制能增强其入肝止痛的功效。现多采用甘草制吴茱萸，目的是解除吴茱萸的小毒。《中国药典》(2015 版)一部吴茱萸来源项下初加工为"8～11 月果实尚未开裂时，剪下果枝，晒干或低温干燥，除去枝、叶、果梗等杂质"。饮片项下吴茱萸的炮制方法为"除去杂质"；制吴茱萸的炮制方法为"取甘草捣碎，加适量水，煎汤，去渣，加入净吴茱萸，闷润吸尽后，炒至微干，取出，干燥。每 100kg 吴茱萸，用甘草 6kg"。吴茱萸现行的炮制品种尚有盐炒吴茱萸、黄连制吴茱萸、酒炒吴茱萸、醋炒吴茱萸、姜制吴茱萸。

【图注】图中三人，右一人用盐水洗药。左一人在照看木架上的竹匾，背景为红日，示意晒药。中间一人在煮药，应为醋煮法炮制。

槟榔

凡使，取外存坐稳，心纹如流水，碎破，内纹如锦纹者妙，半白半黑并心虚者不入药用。凡使，须别槟与榔，头圆身形矮毗^①者是榔，身形尖紫文粗者是槟；槟力小，榔力大。欲使，先以刀刮去底，细切，勿经火，恐无力效，若熟使不如不用。

【点评】古人认为，槟榔应刮去底部，再细切入药，炮制过程不能加热，加热可能导致槟榔药效的丧失。现槟榔多炒制或炒焦入药，与古法不同。通常认为，槟榔生品作用过强，不利于正气，炒制后药性得以缓和，副作用有所降低。槟榔含多种生物碱，其中槟榔碱为驱虫的主要有效成分。加热炮制后，槟榔碱的含量降低，炮制程度越深，槟榔碱含量越低。《中国药典》(2015版)一部槟榔来源项下初加工为"春末至秋初采收成熟果实，用水煮后，干燥，除去果皮，取出种子，干燥"。饮片项下槟榔的炮制方法为"除去杂质，浸泡，润透，切薄片，阴干"；焦槟榔的炮制方法为"取槟榔片，照清炒法，炒至焦黄色"。槟榔现行的炮

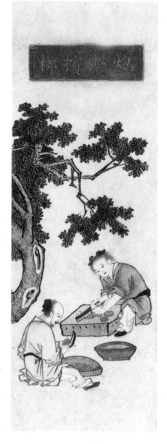

图7-23 炮制槟榔

---

① 毗(pí皮)：破裂。

制品种尚有槟榔炭、盐槟榔。

【图注】图中二人，左下一人用小刀刮去其底。右一人用刀切片。槟榔极坚硬，须铡刀方可切片。图中绘以普通刀具，不妥。此物不宜见火，故无水、火制法。

栀子

凡使，勿用颗大者，号曰"伏尸栀子"，无力；须要如雀脑并须长有九路赤色者上。凡使，先去皮须了，取九棱者仁，以甘草水浸一宿，漉出，焙干，捣晒如赤金末用。大率治上焦、中焦连壳用，下焦去壳，洗去黄浆，炒用。治血病，炒黑用。

【点评】古人认为，栀子应去除果皮，用甘草水浸泡过夜，焙干，捣成粉末入药。通常而言，治疗上焦、中焦疾病连壳用；治疗下焦疾病则去壳用。洗去黄色色素，炒后入药。如治疗血分疾病则炒炭用。栀子主要含京尼平苷等环烯醚萜苷类成分，其中大

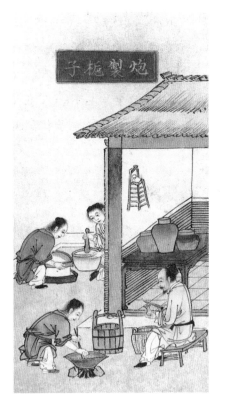

图7-24　炮制栀子

约30%分布于果皮，70%分布于果仁，因此古法中去皮有一定的合理性。栀子性味苦寒，易伤中气，对胃有一定的刺激性，甘草水浸泡能使其苦寒之性有所降低；炒制之后，苦寒之性更加得以缓和，从而消除副作用。现代研究表明，炒制之后，栀子中京尼平苷的含量有所下降。栀子炭收敛止血，古今用法一致。《中

国药典》(2015版)一部栀子来源项下初加工为"9~11月果实成熟呈红黄色时采收，除去果梗和杂质，蒸至上气或置沸水中略烫，取出，干燥"。饮片项下栀子的炮制方法为"除去杂质，碾碎"；炒栀子的炮制方法为"取净栀子，照清炒法炒至黄褐色"；焦栀子的炮制方法为"取栀子，或碾碎，照清炒法用中火炒至表面焦褐色或焦黑色，果皮内表面和种子表面为黄棕色或棕褐色，取出，放凉"。栀子现行的炮制品种尚有炒栀子仁、焦栀子仁、栀子炭、姜栀子、盐栀子。

【图注】图中四人，右下一人在用小刀去皮，旁有水桶一只，示意水浸。左下一人在焙药。左上二人，分别在捣药、筛药。按古法，当捣取栀子仁。后世多连皮、仁药用。

骐骥竭

凡使，勿用海母血，真似骐骥竭，只是味咸并腥气。骐骥竭味微咸甘，似栀子气是也。欲使，先研作粉，重筛过，丸散膏中任使用。勿与众药同捣，化作飞尘也。得密陀僧良。

【点评】骐骥竭即血竭。古人通常研成细粉，过筛后，入丸散膏剂中使用。并认为血竭应单独研磨捣碎，如与其他药物一起捣碎，易使其过细而损耗。古今用法基本一致。《中国药典》(2015版)一部血竭来源项下初加工为"果实渗出的树脂经加工制成"。通常为采收果实，置蒸笼内蒸煮，使树脂渗出；或取果实捣烂，置布袋内，榨取树脂，然后煎熬成糖浆状，冷却

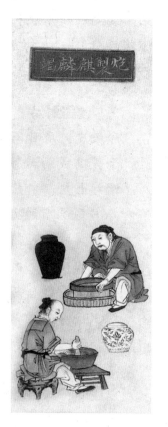

图7-25 炮制麒麟竭

凝固成块状。饮片项下炮制方法为"除去杂质，打成碎粒或研成细末"。

【图注】图中二人，左下一人将药物研成粉，右上一人用筛筛药。

龙脑香

即冰片也。形似白松脂，作杉木气，明净者善；久经风日或如雀屎者不佳。今人多以樟脑身打乱之，不可不辨也。云：合糯—作粳米、炭、相思子贮之，则不耗膏，主耳聋。

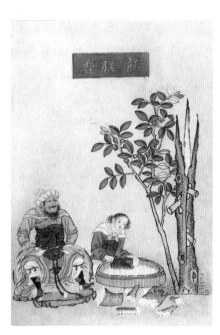

图 7-26　龙脑香

【点评】龙脑香即天然冰片。古人认为冰片要合理储存，不能放置通风日晒处，以免引起挥发损耗或变质。现天然冰片较少，通常使用人工冰片，即合成龙脑。天然冰片主要成分为右旋龙脑，人工冰片主要成分为消旋龙脑。《中国药典》(2015 版) 一部收载冰片为合成龙脑。

【图注】图中右边一洋人在簸箕中扫取龙脑，地上散布数块含龙脑的木块。左边一洋人端坐观视。右侧树干上有数个竹筒斜插其上，提示龙脑香来源于树脂。图中洋人提示龙脑香为外来药物。

芜荑

炒去壳，气嗅如狘①者真。

---

① 狘(xùn 迅)：兽名，似猫而小，有臭。

【点评】古人认为芜荑应炒制去壳后入药。现入药者，为果实的加工品。加工方法为，夏季当果实成熟时采下，晒干，搓去膜翅，取出种子，将种子浸入水中，待发酵后，加入家榆树皮面、红土、菊花末，再加适量温开水混合均匀，如糊状，放板上摊平，切成方块，晒干，即为成品；亦可在5~6月采实取仁，用种子60%、异叶败酱20%、家榆树皮10%、灶心土10%，混合制成扁平方形，晒干。

枳壳

凡使，勿使枳实，缘性效不同。若使枳壳，取辛苦腥并有瓤油，能消一切瘝①，要陈久年深者为上。用时先去瓤，以麸炒过，待麸黑焦遂出，用布拭上焦黑，然后单捣如粉用。产江右者良。

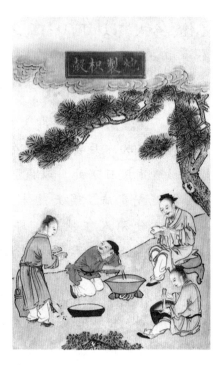

图7-27　炮制枳壳

【点评】古人认为枳实与枳壳应严格区分，因功效不同，不可等同入药。枳壳以陈者佳。炮制加工方法为，去瓤，麸炒至麸焦黑时取出，用布擦去枳壳表皮的黑色，捣成细粉入药。麸炒枳壳沿用至今。去瓤，因其瓤挥发油含量较低，又极易霉变虫蛀，会使煎剂味极苦涩；麸炒后，枳壳挥发油含量大幅降低，辛燥之性得以缓和。《中国药典》(2015

---

①　瘝(qún 群)：手足麻痹。

版)一部枳壳来源项下初加工为"7月果皮尚绿时采收，自中部横切为两半，晒干或低温干燥"。饮片项下枳壳的炮制方法为"除去杂质，洗净，润透，切薄片，干燥后筛去碎落的瓤核"；麸炒枳壳的炮制方法为"取枳壳片，照麸炒法炒至色变深"。枳壳现行的炮制品种尚有炒枳壳、盐炒枳壳、蜜炙枳壳。

【图注】图中四人，左下一人手持枳壳。左第二人在用麸炒枳壳。右上一人用布擦去焦黑。右下一人将枳壳捣碎如粉。

枳实

色黑陈久者良。去瓤，麸炒黄色。

【点评】古人认为枳实以陈者佳。炮制加工方法为，去瓤，麸炒至黄色。麸炒枳实沿用至今。去瓤，因其瓤挥发油含量较低，又极易霉变虫蛀，会使煎剂味极苦涩；麸炒后，枳实挥发油含量大幅降低，辛燥之性得以缓和。《中国药典》(2015版)一部枳实来源项下初加工为"5~6月收集自落的果实，除去杂质，自中部横切为两半，晒干或低温干燥，较小者直接晒干或低温干燥"。饮片项下枳实的炮制方法为"除去杂质，洗净，润透，切薄片，干燥"；麸炒枳实的炮制方法为"取枳实片，照麸炒法炒至色变深"。枳实现行的炮制品种尚有炒枳实、枳实炭、蜜枳实、烫枳实。

厚朴

凡使，要用紫色有油，质浓者良。去粗皮，用酥炙过。每修一斤，用酥四两炙了，细剉用。若汤饮下使，用自然姜汁八两，炙一升为度。干姜为之使，恶泽泻、硝石、寒水石，忌豆。

【点评】古人认为，厚朴炮制应先除去粗皮，即木栓层，用酥油炙，细判后入药。酥油用量为厚朴的1/4。入汤剂，则用姜汁制，姜汁用量为厚朴的1/2。研究表明，厚朴的木栓层几乎不含厚朴酚与和厚朴酚，也不含挥发油，粗皮去除较好。酥油炙可促进厚朴中挥发油的溶出。宋《本草衍义》有"厚朴不以姜制辣人喉舌"之说，因此厚朴多姜制后入药。现代研究表明，姜制后厚朴对脘腹胀满的疗效增强。《中国药典》(2015版)一部厚朴来源项下初加工为"4～6月剥取，根皮和枝皮直接阴干；干皮置沸水中微煮后，堆置

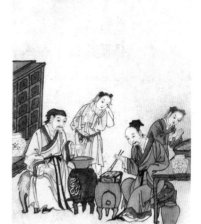

图7-28　炮制厚朴

阴湿处，'发汗'至内表面变紫褐色或棕褐色时，蒸软，取出，卷成筒状，干燥"。饮片项下厚朴的炮制方法为"刮去粗皮，洗净，润透，切丝，干燥"；姜厚朴的炮制方法为"取厚朴丝，照姜汁炙法炒干"。厚朴现行的炮制品种尚有药汁制厚朴。

【图注】图中四人，左上、右上站立者似为学徒或助手。两名端坐者都在炒制药物，但灶具不一。背景为古代百子柜。

山茱萸

凡使，勿用雀儿酥，真似山茱萸，只是核八棱，不入药用。圆而红润肉厚者佳。酒拌，砂锅上蒸，去核了，一斤取肉皮用，只秤成四两已来。凡蒸药，用柳木甑，去水八九寸，水不泛上，余悉准此。蓼实为之使，恶桔梗、防风、防己。

【点评】古法炮制山茱萸，先用酒拌匀，置砂锅上蒸，然后去核，取果皮入药，得率仅 1/4。且认为，蒸制时当使用柳木甑。酒蒸法沿用至今，酒蒸可增强山茱萸补肝肾的作用。自古以来，山茱萸均去核入药，因果核所占比例较重，与果肉的成分和作用均有一定的差别，且有"去核者免滑"的说法，故去核可以保证药效。《中国药典》(2015 版)一部山茱萸来源项下初加工为"秋末冬初果皮变红时采收果实，用文火烘或置沸水中略烫后，及时除去果核，干燥"。饮片项下山萸肉的炮制方法为"除去杂质和残留果核"；酒萸肉的炮制方法为"取净山萸肉，照酒炖法或酒蒸法炖或蒸至酒吸尽"。山茱萸现行的炮制品种尚有蒸山茱萸肉。

【图注】图中二人，左上一人手持山茱萸，去其内核。右下一人在炒制。

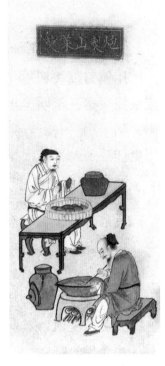

图 7-29　炮制山茱萸

胡桐泪

形似黄矾而坚实，有夹烂木者。木泪乃树脂流出者，其状如膏油。石泪乃脂入土石间者，其状成块，以其得卤斥之气，故入药为胜。伏砒石。

【点评】胡桐泪为胡杨树的树脂，有两种，一种为膏油状，系新鲜流出者；另一种为块状，系树脂流入土中经年者。古人认为，以块状者入药更好。现炮制方法为，取原药材除去杂质，置石灰缸中干燥，捣碎，除去异物，过筛。

猪苓

用铜刀削去粗皮一重，薄切，下东流水浸一宿，至明漉出，细切，蒸一日出，晒干用。一云：猪苓取其行湿，生用更佳。

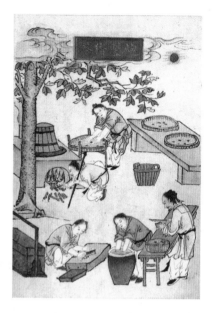

图7-30 炮制猪苓

【点评】古法炮制猪苓，先用铜刀削去外皮，切成薄片，于流水中浸泡过夜，再切细，蒸一日，晒干入药。未经炮制的生品祛湿效果更好。古法炮制工序较为复杂，包括去皮、浸泡、蒸制、晒干多个工序，现大为简化，直接净制后切片干燥入药。《中国药典》(2015版) 一部猪苓来源项下初加工为"春、秋二季采挖，除去泥沙，干燥"。饮片项下炮制方法为"除去杂质，浸泡，洗净，润透，切厚片，干燥"。

【图注】图中五人，右下一人用小刀刮去粗皮，中间一人用水浸药，左边一人在木砧板上用刀切药。左上一人弯身烧火蒸药。另一人站立铺展竹匾中的药物。背景有红日和晒药竹匾，示意药物须晒干。

乌药

连珠者良。洗净，切。

【点评】古法炮制乌药方法较为简单，洗净后切制即可。古今方法基本一致。《中国药典》(2015版) 一部乌药来源项下初加工为"全年均可采挖，除去细根，洗净，趁鲜切片，晒干，或直接晒干"。饮片项下炮制方法为"未切片者，除去细根，大小分开，浸透，切薄片，干燥"。乌药现行的炮制品种尚有炒乌药、醋乌药、酒乌药。

龙眼

生者，沸汤瀹①过食，不动脾。

【点评】龙眼性温，具有补益心脾的功效。古人认为，龙眼以沸水焯过之后，补脾而不易伤脾。龙眼肉含较高的可溶性成分，以糖为主，沸水焯过之后，可溶性的成分有所损失，使药性趋于平和，而不易伤脾。《中国药典》(2015 版)一部龙眼肉来源项下初加工为"夏、秋二季采收成熟果实，干燥，除去壳、核，晒至干爽不黏"。

安息香

或烧熏，或末服。

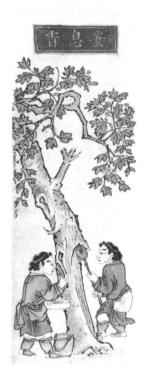

图 7-31　安息香

【点评】安息香，古人通常用于熏香，或研末服用。安息香在古代为进口树脂类香料，价格昂贵，属芳香开窍类药物，通常做散剂入药。《中国药典》(2015 版)一部安息香来源项下初加工为"树干经自然损伤或于夏、秋二季割裂树干，收集流出的树脂，阴干"。安息香现行的炮制品种尚有酒安息香。

【图注】图中二洋人正在刮取树上的树脂。

① 瀹(yuè 月)：浸，煮。

仙人杖

此是笋欲成时，立死者，色黑如漆，五六月收之。

【点评】仙人杖即枯笋。通常采收后切段直接使用，较少经过炮制。

【图注】图中有多竿竹枝，非笋，一枝已枯死，一人欲取此竹。

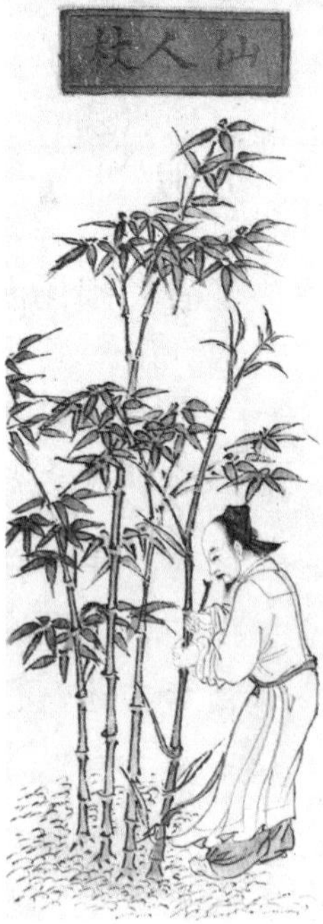

海桐皮

酒浸服，亦可入煎。

【点评】古人认为海桐皮用酒浸泡后服用，或可煎服。海桐皮主要含生物碱类成分，具有一定的极性，酒浸或煎煮均可使有效成分较好的溶出。海桐皮现行的炮制方法尚有炒海桐皮。

图 7-32　仙人杖

五倍子

或生或炒，俱为末入药。

【点评】古人认为，五倍子可生用或炒用，均为研成粉末入药。古今用法基本一致。《中国药典》(2015 版) 一部五倍子来源项下初加工为"秋季采摘，置沸水中略煮或蒸至表面呈灰色，杀死蚜虫，取出，干燥"。饮片项下炮制方法为"敲开，除去杂质"。五倍子现行的炮制品种尚有炒五倍子。

大腹

擘去垢黑，用温水洗净，再用黑豆汁洗，方可用，日干。此树鸩①鸟多棲之，遗屎在皮上，不净恐有毒，今人用之不制，大误。

【点评】大腹即大腹皮。古人认为，大腹皮应当先除去表面的黑垢，用温水洗净，再用黑豆汁洗，晒干，方可入药。大腹皮在净制后以黑豆汁洗，目的是为了解毒。并认为其毒性来源于栖息在槟榔树上的鸩鸟的排泄物。鸩鸟只是传说中的一种毒鸟，因此现在黑豆汁洗的方法已不再使用。《中国药典》(2015 版)一部大腹皮来源项下初加工为"冬季至次春采收未成熟的果实，煮后干燥，纵剖两瓣，剥取果皮，习称'大腹皮'；春末至秋初采收成熟果实，煮后干燥，剥取果皮，打松，晒干，习称'大腹毛'"。饮片项下炮制方法为"除去杂质，洗净，切段，干燥"。大腹皮现行的炮制品种尚有酒大腹皮、姜大腹皮。

天竺黄

轻者真。伏粉霜。

【点评】天竺黄为禾本科植物青皮竹或华思劳竹等杆内的分泌液干燥后的块状物。古人认为，天竺黄以质轻者真。《中国药典》(2015 版)一部天竺黄来源项下初加工为"秋、冬二季采收"。

【图注】图中一人在划开竹竿，取其中之

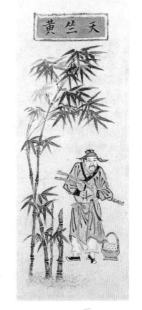

图 7 -33　天竺黄

---

①　鸩(zhèn 镇)：传说中有毒的鸟。

天竺黄。

蜜蒙花

凡使，先拣令净，用酒浸一宿，漉出候干，却拌蜜令润，蒸从卯至酉出，日干，如此拌蒸三度，又却日干用。每修事一两，用酒八两，浸待色变，用蜜半两蒸为度。此原名水锦花。

【点评】蜜蒙花即密蒙花。古人炮制密蒙花，先用酒浸泡过夜，滤出，再用蜂蜜拌匀，蒸制12个小时，晒干，如此反复拌蜜蒸三次，晒干后入药。酒的用量是密蒙花的8倍，蜂蜜的用量为密蒙花的一半。古今炮制方法基本一致。密蒙花具有清热泻火、养肝明目、退翳的功效，常用于眼疾的治疗。眼疾多因血脉凝涩而成，酒浸有助于疏通血脉；蜜制则可调和寒性，以免伤胃。《中国药典》(2015版)一部密蒙花来源项下初加工为"春季花未开放时采收，除去杂质，干燥"。

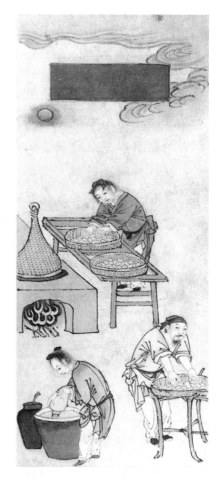

图7-34　炮制密蒙花

【图注】图中三人，右下一人在捡净杂质，左下一人倾酒入缸浸泡药物，后有一大灶和甑，示意蒸药。上方一人在整理竹匾中蒸好的药。背景为红日，示意药物须晒干。

巴豆

凡使，巴之与豆及刚子，须在仔细认，勿误用，杀人。巴颗小紧实色黄；豆颗有三棱黑色；刚子颗小似枣核，两头长。巴与豆即用，刚子勿使。凡修事巴豆，敲碎，去油净，用白绢袋包甘草水煮，焙干，或研膏用。每修事一两，以酒、麻油各七合，尽为度。为疮疡傅药，须炒黑存性，能去瘀肉生新肉，有神。芫花为之使，得火良，恶蘘草、牵牛，畏大黄、藜芦、黄连、芦笋、酱豉、豆汁、冷水。

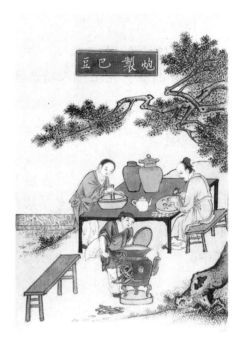

图 7-35　炮制巴豆

【点评】古人炮制巴豆，先敲碎，去油，再以甘草水煮制后，焙干或研成膏状入药。巴豆有毒，药性峻烈，巴豆所含的脂肪油，有强烈的刺激性，与肠液作用后生成巴豆酸，引起剧烈的泻下作用，故古法炮制时，须敲碎去油。此外，巴豆种仁还含有一种溶血性毒性蛋白质(巴豆毒素)，甘草水煮一方面加热可使其变性，另一方面甘草本身也具有解毒作用。巴豆外用时，炒黑存性，去腐生肌效果极好。《中国药典》(2015 版)一部巴豆来源项下初加工为"秋季果实成熟时采收，堆置 2~3 天，摊开，干燥"。饮片项下巴豆的炮制方法为"去皮取净仁"；巴豆霜的炮制方法为"取巴豆仁，照制霜法制霜，或取仁碾细后，置索氏提取器中，加乙醚加热回流提取(6~8 小时)至脂肪油提尽，收集提取液，置已干燥至恒重的蒸发皿中，在水浴上低温蒸干，在100℃干燥1小时，移置干燥器中，冷却，测定脂肪油含量，加适量的淀粉，使脂肪油含量为16%～18%，混匀，即得"。

【图注】图中三人，右上一人用小锤敲碎巴豆去壳，下边一人在煮巴豆，左上一人研巴豆成膏。

蜀椒

一名南椒。凡使，须去目及闭口者，不用其椒子。先须酒拌令湿，蒸从巳至午，放令密盖，除下火，四畔无气后取出，便入瓷器中盛，勿令伤风用也。杏仁为之使，得盐良，畏款冬花、防风、附子、雄黄、橐吾、冷水、麻仁、浆。

【点评】蜀椒即花椒。古法炮制花椒，先用酒拌匀使其湿润，再蒸制2个小时，晾凉后再取出，储存在瓷器之中。花椒性温，酒蒸可增强其温中止痛的功效。《中国药典》(2015版)一部花椒来源项下初加工为"秋季采收成熟果实，晒干，除去种子和杂质"。饮片项下花椒的炮制方法为"除去椒目、果柄等杂质"；炒花椒的炮制方法为"取净花椒，照清炒法炒至有香气"。花椒现行的炮制品种尚有醋炒花椒、盐炒花椒。

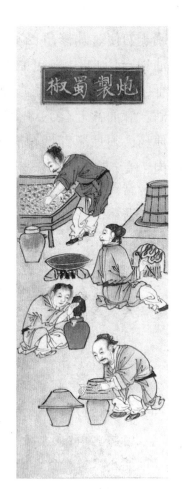

图7-36 炮制蜀椒

【图注】图中四人，左上一人在拌和蜀椒，旁边有一酒坛，示意用酒拌。右上一人坐在灶前烧火蒸药。右下一人将药放入小罐，用盖盖住。左下一人将药装入瓷罐。大灶旁有简易灶，供炒蜀椒用。

皂荚

凡使，须要赤腻肥并不蛀者，用新汲水浸一宿，用铜刀削上粗皮，用酥反复炙，酥尽为度，取出捶之去子，捣筛，皂荚一两，酥二分。子收得，拣取圆满坚硬不蛀者，用瓶盛，下水于火畔煮，待炮熟剥去硬皮一重了，取向里白嫩肉两片，去黄，其黄消人肾气，将白两片用铜刀细切，于日中干用。一法：面裹煨，去核。柏实为之使，恶麦门冬，畏空青、人参、苦参，伏丹砂、粉霜、硫黄、硇砂。

【点评】皂荚即大皂角。古法炮制大皂角，用水浸泡过夜，以铜刀削去粗皮，再用酥炙至酥被大皂角吸尽，捶破，去除种子，将果壳捣碎过筛后入药；取出的种子，选饱满、坚硬、无虫蛀者，放入瓶中，加水小火煮，至熟透后剥去坚硬种皮，取出白色种仁，用铜刀切细，晒干后入药。或者可用面裹住大皂角煨熟，去除种子后入药。大皂角含皂苷类成分，对胃黏膜有刺激性，酥油炙后，大皂角的刺激性得到缓和，此外其开窍通闭的功效也有所增强。

诃子

本名诃黎勒。凡使，勿用毗黎勒、罨黎勒、榔精勒、杂路勒。若诃黎勒，纹只有六路，或多或少并是杂路勒，毗路勒个个毗，杂路勒皆圆，露纹或八路至十三路，号曰"榔精勒"，多涩不入用。凡修事，先于酒内浸，然后蒸一伏时，其诃黎勒以刀削路，细剉，焙干用之。

【点评】古法炮制诃子，先用酒浸泡，再蒸制 2 个小时，然后用刀削去棱，剉细，焙干入药。酒浸泡可促进诃子有效成分的溶出而增加疗效。诃子主要含鞣质类成分，蒸制的加热过程可使鞣质类成分的含量进一步升高，从而使得其涩肠止泻，敛肺止咳的功效增强。《中国药典》(2015 版) 一部诃子来源项下初加工为"秋、冬二季果实成熟时采收，除去杂质，晒干"。饮片项下诃子的炮制方法为"除去杂质，洗净，干燥。用时打碎"；诃子肉的炮制方法为"取净诃子，稍浸，闷润，去核，干燥"。诃子现行的炮制品种尚有炒诃子肉、麸炒诃子肉、诃子炭、烫诃子、土炒诃子、煨诃子、蒸诃子。

【图注】图中三人，上边一人在烧火蒸药，旁边桌上有一酒坛，示意须用酒浸泡。右下一人用铡刀切药，左下一人用锅熬药，与文中记载的焙干有所不同。

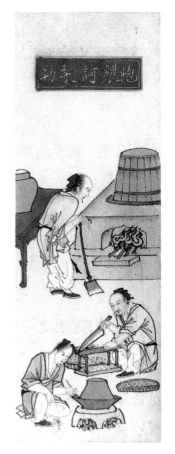

图 7 -37　炮制诃梨勒

赤柽柳

治瘯疹圣药也，得之毒自出，可不死。

【点评】赤柽柳即柽柳。古人认为赤柽柳对瘯疹有特效。此处未列出炮制方法，现通常取原药材，除去杂质及老枝，洗净，稍润，切段，干燥，筛去灰屑后入药。

楝实

凡采得后，晒干，酒拌浸令湿，蒸待上皮软剥去皮，取肉去核，勿单用其核，捶碎，用浆水煮一伏时了用。如使肉即不使核，使核即不使肉。茴香为之使。

【点评】楝实即川楝子。古法炮制川楝子，采得后先晒干，酒拌匀润湿，再蒸制至果皮发软，剥去果皮，除去果核，捶碎，然后用浆水煮2个小时，即可入药。以酒拌匀润湿，可缓和其苦寒之性。蒸制的目的是使果皮发软，易于除去果皮和果核。现通常不去果皮、果核。浆水有类似醋的功效，以浆水煮制可增强川楝子疏肝泄热、行气止痛的功效，长于治疗胸胁胀痛。《中国药典》(2015版)一部川楝子来源项下初加工为"冬季果实成熟时采收，除去杂质，干燥"。饮片项

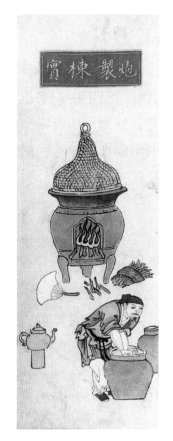

图7-38 炮制楝实

下川楝子的炮制方法为"除去杂质。用时捣碎"。炒川楝子的炮制方法为"取净川楝子，切厚片或碾碎，照清炒法炒至表面焦黄色"。川楝子现行的炮制品种尚有盐川楝子、醋川楝子、酒川楝子。

【图注】图中一人，双手入瓮，旁有酒坛，示意用酒拌药物。其后有炉，上有竹甑盖，示意蒸药。

椿木

椿木根。凡使，不近西头者上，及不用其叶，只用根。采出，拌生葱蒸半日，出生葱，细剉，用袋盛，挂屋南畔，阴干用。偏利溺涩也。一法：用根皮漂净，酒拌炒。

【点评】椿木药用部位为根或根皮，根皮即今之椿白皮，但椿白皮尚包括树皮部分。古法炮制椿木根，加入生葱拌匀后蒸制半日，除去葱，剉细，于阴凉通风处干燥。用根皮者，漂洗干净后，以酒拌匀炒制，入药。椿木根及根皮味苦、涩而性微寒，脾寒虚寒者慎用。生葱味辛而性微温，可制约其苦寒之性；以酒拌炒制也是同理的借助了酒的辛温之性。

【图注】图中所炮制为椿木叶，非根。左下有生葱数根，示意生葱拌匀。一人坐在灶前蒸药。屋檐下悬挂布袋，示意阴干入药。

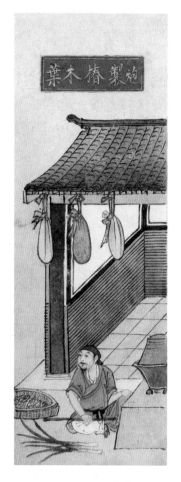

图 7 - 39　炮制椿木叶

无食子

凡使，勿令犯铜铁，并被火惊者。颗小纹细，上无枕①米者妙。用浆水于砂盆中或硬石上研令尽，却焙干，研了用。勿捣，能为黑

---

① 枕(xiān 先)：农具名。

犀色。

【点评】无食子即没食子。古法炮制没
食子，加入浆水，研细，焙干，再研末入
药。并认为不可直接捣碎，直接捣碎者颜
色会变为黑犀色。没食子主要含鞣质类成
分，直接捣碎时，鞣质受到氧化酶的作用，
使其中的酚类氧化而产生醌的聚合形成褐
色色素，导致变色。浆水则可抑制氧化酶
的活性，防止变色。

【图注】图中三人，右上一人向砂盆中
倾倒浆水，其对面有一人在石板上研磨药
物。另一人坐于简易灶旁焙干药物。

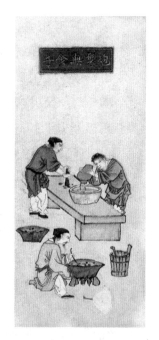

图 7 –40　炮制无食子

雷丸

赤色者杀人。取肉白者，用甘草水浸一
宿，铜切刮上黑皮，破作四五片，又用甘草浸
一宿后，蒸从巳至未出，日干，却以酒拌，如
前从巳至未蒸，日干用。一法：用苍术汤泡去
皮，切。厚朴、芫花、蓄根、荔实为之使，恶
葛根。

【点评】古法炮制雷丸，用甘草水浸泡
过夜，刮去表面黑皮，切成大块，再次用
甘草水浸泡过夜，蒸制 4 个小时，晒干，
然后用酒拌匀，又蒸制 4 个小时，晒干后
入药。也有用苍术煎汤浸泡，去皮，切制
后入药者。雷丸有杀虫消积的作用，通常

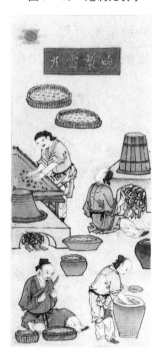

图 7 –41　炮制雷丸

认为其有小毒。甘草水反复浸泡再蒸制，可解除雷丸的毒副作用。苍术性温，以苍术煎汤浸泡雷丸，能缓和其苦寒之性。《中国药典》(2015 版)一部雷丸来源项下初加工为"秋季采挖，洗净，晒干"。饮片项下炮制方法为"洗净，晒干，粉碎。不得蒸煮或高温烘烤"。

【图注】图中四人，右下一人立于缸前，伸手其中，示意甘草水浸泡。左下一人用小刀刮皮。右上一人正烧火蒸药，其身后上有一灶，示意反复蒸过。左上一人在摊晾药材。背景有红日与竹匾，示意晒干。

苏方木

红润者良。凡使，去粗皮并节了，若有中心纹横如紫角者，号曰"木中尊"，色甚致倍常百等。须细剉了，重捣，拌细条梅枝蒸，从巳至申出，阴干用。

【点评】苏方木即苏木。古法炮制苏木，剉细，反复捣碎，拌入细条的梅枝，蒸制 6 个小时，阴干后入药。梅枝可理气，加入苏木同蒸能增强其活血祛瘀、消肿止痛的功效。现此法已未见使用。《中国药典》(2015 版)一部苏木来源项下初加工为"多于秋季采伐，除去白色边材，干燥"。饮片项下炮制方法为"锯成长约 3cm 的段，再劈成片或碾成粗粉"。

【图注】图中三人，右下一人用刀

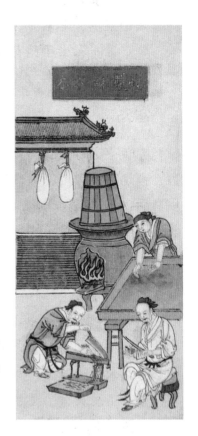

图 7-42　炮制苏方木

刮去粗皮。左下一人用铡刀切药。右上一人在案上拌和药物，其后有炉灶和甑，示意药物须蒸过。屋檐下悬挂布袋，示意药物须阴干。

胡椒

凡使，只用内无皱壳者，用方大汉椒使壳，胡椒使子。每修炼了，于石槽中碾碎成粉用。

【点评】古人认为，胡椒以白胡椒较好，黑胡椒表面有隆起网状皱纹，不堪入药。古法炮制胡椒，直接在石槽中碾碎成粉即可。古今炮制方法一致。《中国药典》(2015版)一部白胡椒来源项下初加工为"果实变红时采收，用水浸渍数日，擦去果肉，晒干"。用法为"研粉吞服"。

【图注】图中四人，左下一人在捡净胡椒，其上二人推石碾粉碎胡椒。另桌旁立一人，用筛子筛胡椒末。

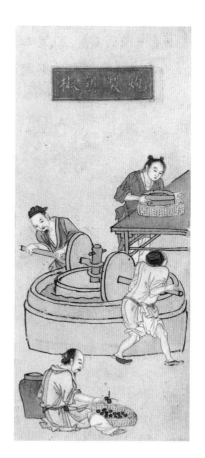

图7-43 炮制胡椒

益智子

去壳炒，临用研。

【点评】益智子即益智。古法炮制益智，先去壳，再炒制，临用前研碎。益智种子团是主要的药用部位，去壳可提高药用部位的比例。炒制可增强种皮的脆度，使之易于研碎。益智含挥发油，为主要活性成分，临用前研碎，即可使挥发油免于在储存的过程中散失，又能保障挥发油更好地发挥疗效。此法沿用至今。《中国药典》(2015版)一部益智来源项下初加工为"夏、秋间果实由绿变红时采收，晒干或低温干燥"。饮片项下益智仁的炮制方法为"除去杂质及外壳。用时捣碎"。盐益智仁的炮制方法为"取益智仁，照盐水炙法炒干。用时捣碎"。

桦木皮

主诸黄疸，浓煮汁，饮之良。

【点评】古法炮制桦木皮，煮成浓汁后服用。现桦木皮的炮制方法为，除去杂质，洗净，润透，切丝，干燥。

榧实

同鹅肉食，生断节风，又上壅人。皮反绿豆，能杀人。忌火气。

【点评】榧实即榧子。古人认为，榧子炮制过程不能遇高温。《中国药典》(2015版)一部榧子来源项下初加工为"秋季种子成熟时采收，除去肉质假种皮，洗净，晒干"。饮片项下炮制方法为"去壳取仁。用时捣碎"。榧子现行的炮制品种尚有炒榧子。

木鳖子

入药去油者。

【点评】古人认为，木鳖子入药应先除去油。木鳖子的主要活性成分为皂苷类化合物，去油可提高木鳖子有效成分的含量。现通常直接晒干后取仁入药。《中国药典》(2015 版)一部木鳖子来源项下初加工为"冬季采收成熟果实，剖开，晒至半干，除去果肉，取出种子，干燥"。饮片项下炮制方法为"去壳取仁。用时捣碎"。木鳖子现行的炮制品种尚有木鳖子霜、炒木鳖子、砂炒木鳖子、煨木鳖子。

柞木子

能开交骨①，所以催生有神。

【点评】古人用柞木的果实催产。现多用柞木的树皮、叶或根，尤以树皮为甚。通常生品入煎剂，《妇人良方》载催生柞木饮子为古代的催产良方。

棕榈子

入药烧灰用，不可绝过，即是煅存性。研如飞尘，散瘀止血之神药也。

【点评】古人认为，棕榈子入药应烧灰，仅煅至存性疗效不佳，烧过之后，还须研成极细粉更好。棕榈子主要用于止血，烧成灰研成极细粉后，可迅速引起出血部位血小板的聚集而止血。现通常以棕榈子所含的鞣质类成分收敛止血，不用烧灰的方法。炮制方法为，除去杂质，筛去灰屑，捣碎后入药。

---

① 交骨：即耻骨。

木槿

入药炒用，取汁度丝，使得易落。

【点评】古人认为，木槿应炒制后入药，炒至木槿中的黏液不易成丝为度。木槿含丰富的黏液质，易影响有效成分作用的发挥，炒制可降低黏液质对木槿疗效的影响。

果部

【点评】果部药物大部分与现代的果实类中药相对应。果实类中药常有"逢子必炒"之说，此处果部药物亦有多种采用炒、焙、煨、麸炒等炮制方法，也有根据药物自身特性而来的炮制方法。

豆蔻

俗名草果者是也。去蒂并内里子后，取皮，同茱萸于锅中缓炒，待茱萸微黄黑，即去茱萸，取草豆蔻皮及子，杵用之。

【点评】此处豆蔻即草豆蔻。古人炮制草豆蔻时，去除果蒂和种子，将果皮与吴茱萸一同炒，直至吴茱萸微黄发黑为度。去除吴茱萸，将炒过的草豆蔻皮和种子捣碎入药。草豆蔻具有燥湿行气，温中止呕的功效；吴茱萸具有散寒止痛，降逆止呕，助阳止泻的功效。以吴茱萸炒制草豆蔻皮，可增强草豆蔻温中止呕的功能。此外，草豆蔻果皮有较多的毛，服药时易产生刺激性，炒制过程中，毛脱落，随吴茱萸一并去除，消除了果皮毛的影响。草豆蔻种子较为坚硬，容易捣碎，然而果皮纤维性强，通过炒制可使果皮易于捣碎。吴茱萸炒草豆蔻并未沿用至今。现草豆蔻通常直接以种子团入药。《中国药典》(2015版)一部草豆蔻来源项下初加工为"夏、秋二季采收，晒至九成干，或用水略烫，晒至半干，除去果皮，取出种子团，晒干"。饮片项下炮制方法为"除去杂质。用时捣碎"。草豆蔻现行的炮制品种尚有炒草豆蔻、姜制草豆蔻、盐制草豆蔻。

莲肉

去心，勿去皮。分作两片，每片分作四小块，瓦上焙焦色。一法：每一斤用㹇猪肚一个盛贮，煮熟，捣焙用之。得茯苓、山药、白术、枸杞子良。

【点评】莲肉即莲子。古人认为，莲子入药应去除莲子心，保留莲子皮。可切碎后在瓦上焙焦入药。或将莲子盛于阉猪的猪肚中，煮熟，捣碎焙干入药。莲子性味甘平，焙焦或焙干之后，性由平转温，补脾益肾的功效有所增强。莲子心苦寒，去除之后可消除其对莲子补益功效的影响。《中国药典》(2015 版) 一部莲子来源项下初加工为"秋季果实成熟时采割莲房，取出果实，除去果皮，干燥"。饮片项下炮制方法为"略浸，润透，切开，去心，干燥"。莲子现行的炮制品种尚有炒莲肉、麸炒莲肉。

荷鼻

采荷叶近蒂者是。畏桐油，伏白银、硫黄。

【点评】荷鼻即荷叶蒂。此处未注明炮制方法。现通常 7 ~ 9 月采取荷叶，将叶基部连同叶柄周围的部分叶片剪下，晒干或鲜用。荷叶蒂现行的炮制品种尚有盐荷叶蒂。

橘皮

真广陈皮，猪鬃纹，香气异常。去白时不可浸于水中，只以滚汤手蘸三次，轻轻刮去白，要极净。

【点评】此处橘皮即广陈皮。古人炮制广陈皮时，须将白色内层果皮刮除干净。并规定，广陈皮不可浸水，只能以手持住，在沸水中蘸三次，润湿内层果皮后刮除。广陈皮的主要有效成分储存于点状油室之中，刮除白色内层果皮，是为了尽量减少非药用部位。此法并未沿用，现一般不刮除。陈皮除挥发油外，尚含黄酮类成分，避免浸泡可防止黄酮类成分的流失。《中国药典》(2015版)一部广陈皮列于陈皮条目之下，来源项下初加工为"采摘成熟果实，剥取果皮，晒干或低温干燥"。饮片项下炮制方法为"除去杂质，喷淋水，润透，切丝，干燥"。陈皮现行的炮制品种尚有陈皮炭、土炒陈皮、麸炒陈皮、盐炒陈皮、蜜炙陈皮、法制陈皮、制陈皮。

橘核

以新瓦焙香，去壳取仁，研碎入药。

【点评】古法炮制橘核，采用瓦上焙香的方法，然后取出种仁，研碎入药。炒制之后，橘核种皮易于除去，种仁易于研碎，可使煎煮时的有效成分易于溶出。此法沿用至今，并出现了加辅料炒的方法。橘核现行的炮制品种尚有炒橘核、盐炒橘核、麸炒橘核。

青皮

以汤浸，去瓤切片，醋拌，瓦炒过用。

【点评】古法炮制青皮，去瓤切片后，用醋拌匀，炒制。青皮能疏肝破气，消积化滞。生品性烈，易伤人正气，醋炒之后，辛烈之性有所缓和，增强了疏肝止痛的作用。《中国药典》(2015版)一部青皮来源项下初加工为"5~6月收集自落的幼果，晒干，习称'个青皮'；7~8月采收未成熟的果实，在果皮上纵剖成四瓣至基部，除尽瓤瓣，晒干，习称'四花青皮'"。饮片项下炮制方法为"除去杂质，洗净，闷润，切厚片或丝，晒干"。青皮现行的炮制品种尚有醋青皮、麸炒青皮。

大枣

去核。有齿病、疳①病、虫䘌②人及小儿不宜食。忌与葱同食，令人五脏不和；与鱼同食，令人腰腹痛。

【点评】古人认为，大枣应去核。大枣能补中益气，养血安神；枣核则具有解毒敛疮的功效，因此去除枣核能保证功效的一致性。沿用至今。《中国药典》(2015版)一部大枣来源项下初加工为"秋季果实成熟时采收，晒干"。饮片项下炮制方法为"除去杂质，洗净，晒干。用时破开或去核"。大枣现行的炮制品种尚有蒸大枣、炒大枣。

---

① 疳：脾胃虚弱所致形体干瘦，津液干枯的病症。
② 䘌(nì 腻)：小虫。

栗

日中曝干食，下气补益；火煨，去汗亦佳；生食有木气，不补益人；蒸炒熟食，壅气。凡患风人及小儿不可食。解羊肉膻。

【点评】古人认为，栗子晒干或火煨熟后食用较好，晒干者能下气补益，火煨者可止汗。生食则不具有补益功效，蒸炒后食用能使人气滞。现栗子多作食材，药用较少。

覆盆子

凡使，用东流水淘去黄叶并皮蒂尽。子用酒拌，蒸一宿，以东流水淘两遍，晒干，方用为妙也。

【点评】古法炮制覆盆子，用水淘洗干净，去除黄叶与果柄，以黄酒拌匀，蒸过夜，再以水淘洗两次，晒干，入药。酒炙能增强覆盆子温补肾阳的功效，此外，酒炙还具有引药上行的作用，可增强覆盆子明目的功效。酒炙覆盆子方法沿用至今。《中国药典》(2015 版)一部覆盆子来源项下初加工为"夏初果实由绿变绿黄时采收，除去梗、叶，置沸水中略烫或略蒸，取出，干燥"。覆盆子现行的炮制品种尚有盐覆盆子、酒覆盆子。

鸡头实

凡用，蒸熟，烈日晒裂取仁，亦可舂取粉用。入涩精药有连壳用者。一云：芡实一斗，以防风四两煎汤，浸过用，且经久不坏。

【点评】鸡头实即芡实。古法炮制芡实，先蒸熟，再暴晒使种皮裂开，剥取种仁，种仁也可舂碎成粉使用。或有连壳入药的，用于涩精。芡实富含淀粉，易生虫变质。如用防风煎汤，浸泡芡实，可延长其储存时间。《中国药典》(2015 版) 一部芡实来源项下初加工为"秋末冬初采收成熟果实，除去果皮，取出种子，洗净，再除去硬壳(外种皮)，晒干"。饮片项下炮制方法为"除去杂质"。芡实现行的炮制品种尚有炒芡实、麸炒芡实、土炒芡实、盐炙芡实。

乌梅

去核，微炒用。造法：取青梅篮盛，于突①上熏黑，若以稻灰淋汁润湿蒸过，则肥泽不蠹②。忌猪肉。

【点评】古人炮制乌梅，为去核后略微炒制，入药。乌梅采收加工方法为，果实近成熟时采收，置竹篮中，于烟囱上熏黑，即为乌梅。如用稻草灰水润湿蒸透，则乌梅色泽油润而不易虫蛀。乌梅肉中有机酸含量是乌梅核的 8 倍，故通常去核取肉入药。梅的果肉新鲜时水分较足，熏干利于保存，不易霉变；稻草灰水碱性强，以其润湿乌梅可防止虫蛀。《中国药典》(2015 版) 一部乌梅来源项下初加工为"夏季果实近成熟时采收，低温烘干后闷至色变黑"。饮片项下乌梅的炮制方法为"除去杂质，洗净，干燥"；乌梅肉的炮制方法为"取净乌梅，水润使软或蒸软，去核"；乌梅炭的炮制方法为"取净乌梅，照炒炭法炒至皮肉鼓起"。乌梅现行的炮制品种尚有醋乌梅、蒸乌梅。

---

① 突：烟囱。
② 蠹：蛀蚀。

木瓜

产宣州者真，即彼处多以小梨充之。勿令犯铁，用铜刀削去硬皮并子，薄切，于日中晒，却用黄牛乳汁拌蒸，从巳至未，其木瓜如膏煎，却于日中摊晒干用也。今止去瓤，槌碎用。

【点评】古人认为，木瓜炮制忌铁器，应以铜刀削皮去子，切成薄片，晒干，再用牛奶拌匀，蒸制4个小时，直至木瓜油润色深，晒干后入药。但此法较为繁琐，通常直接去瓤后，捶碎入药。现炮制方法未见牛奶制，蒸制法沿用至今。木瓜味酸，蒸制可缓和药性，并使其利于储存。《中国药典》（2015版）一部木瓜来源项下初加工为"夏、秋二季果实绿黄时采收，置沸水中烫至外皮灰白色，对半纵剖，晒干"。饮片项下炮制方法为"洗净，润透或蒸透后切薄片，晒干"。木瓜现行的炮制品种尚有炒木瓜。

柿

不用火烘日晒，采青者收置器中，自然红熟，涩味尽去而甘。不可与蟹同食，作泻，惟木香磨汁饮可解。

【点评】柿为常见水果之一。青时采摘，不可使其受热或日晒，放置过程中，果实自然变红熟软，涩味消失，甘甜可口。柿果实中的可溶性鞣质在果实成熟过程中会逐渐转变为不溶性鞣质，而使涩味消除。

柿霜

用大柿去皮捻遍，日晒夜露至干，纳瓮中待生白霜，乃取出。市者多伪，不入药。

【点评】取近成熟的柿，剥去外皮，日晒夜露，直至干燥，放入瓦罐中，表面会逐渐生成白色粉霜，即为柿霜，刮取入药。柿霜的有效成分主要是熊果酸、齐墩果酸等。现柿霜制法与古时一致。

乌芋

即荸荠也，能消瘴气。

【点评】乌芋即荸荠。此处未列出炮制方法。现多鲜用。

枇杷叶

凡使，采得后称，湿者一叶重一两，干者三叶重一两，是气足堪用。以粗布拭上毛令尽，用甘草汤洗一遍，却用绵再拭极净，每一两以酥一分炙之，酥尽为度。如治肺病，以蜜水涂炙；治胃病以姜汁涂炙。此物治咳嗽，如去毛不尽，反令人嗽也。

【点评】古人认为，枇杷叶入药者不可过嫩，应选择较为大而厚的叶片。枇杷叶表面密被黄色绒毛，应去除干净方可入药，因服药时绒毛会刺激咽喉，诱发咳嗽。去除方法为，以甘草煎汤洗，擦拭干净，再加入酥油炙，直至酥油被枇杷叶吸尽。根据适应证的不同，炮炙所用的辅料也不同，蜂蜜水炙用于治疗肺部疾患；姜汁炙用于治疗胃病。蜂蜜本身具有润肺功效，能使蜜炙后的枇杷叶清肺止咳功能增强；姜汁本身具有和胃功效，姜汁炙能增强枇杷叶降逆止呕的功能。《中国药典》(2015 版) 一部枇杷叶来源项下初加工为"全年均可采收，晒至七八成干时，扎成小把，再晒干"。饮片项下枇杷叶的炮制方法为"除去绒毛，用水喷润，切丝，干燥"；蜜枇杷叶的炮制方法为"取枇杷叶丝，照蜜炙法炒至不粘手。每100kg 枇杷叶丝，用炼蜜 20kg"。枇杷叶现行的炮制品种尚有炒枇杷叶。

甘蔗

榨浆饮，消渴解酒，痧疹最宜。

【点评】甘蔗为常见水果之一。古今相同，均为取鲜品榨汁饮用。

桃仁

七月采之，去皮尖及双仁者。麸炒，研如泥，或烧存性用。此破血行瘀血之要药也。《雷公》法：用白术、乌豆二味，和桃仁同于垍①埚子中煮一伏时后，漉出，用手擘作两片，其心黄如金色，任用之。行血宜连皮尖生用。香附为之使。

【点评】古法炮制桃仁，去种皮和尖，用麸炒，再研成泥，烧存性，入药。《雷公炮炙论》中记载，将白术、黑豆与桃仁同煮2个小时，滤出，将桃仁取出，捏成两瓣，取种仁呈金黄色者入药。如取其行血之效，则连皮和尖一起生用。去皮和尖，再麸

---

① 垍(jì 季)：坚土。

炒，研泥烧存性可使桃仁的有效成分易于煎出。桃仁活血祛瘀，活血易伤正气，故《雷公炮制论》中加入了白术和黑豆与桃仁共煮，白术健脾益气，黑豆养血祛风，桃仁的副作用由此降低。《中国药典》（2015 版）一部桃仁来源项下初加工为"果实成熟后采收，除去果肉和核壳，取出种子，晒干"。饮片项下桃仁的炮制方法为"除去杂质。用时捣碎"。燀桃仁的炮制方法为"取净桃仁，照燀法去皮。用时捣碎"。炒桃仁的炮制方法为"取燀桃仁，照清炒法炒至黄色。用时捣碎"。桃仁现行的炮制品种尚有麸炒桃仁、桃仁霜。

桃花

三月三日采，阴干之。勿使干叶者，能使人鼻衄①不止，目黄。凡用，拣令净，以绢袋盛于檐下悬令干，去尘用。

【点评】古人认为，桃花于三月盛开时采收，以绢袋装，悬挂于阴凉通风处令其自然干燥。古今采收干燥方法一致。

桃枭②

是千叶桃花结子在树上不落者，于十一月内采得。一云：正月采之，中实者良。凡修事，以酒拌蒸，从巳至未，焙干，以铜刀切，焙，取肉用。一法：捣碎炒，若止血，炒黑存性。

【点评】桃枭，指桃的果实在树上自然干燥而不落下者。古人认为，桃枭应以黄酒拌匀，蒸制 4 个小时，焙干，再切片焙干，

---

① 衄：出血。
② 枭（xiāo 萧）：鸟名，此处指桃子干悬枝上如枭在枝头。

以果肉入药。或将桃枭捣碎,炒制,用于止血的应炒黑存性。现已少见桃枭入药。

杏仁

五月采之,以汤浸,去皮尖及双仁者,麸炒研用。治风寒肺病药中亦有连皮尖用者,取其发散也。

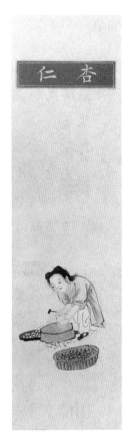

【点评】杏仁即苦杏仁。古法炮制苦杏仁,去种皮和尖,用麸炒,再研碎入药。如治疗风寒肺病,则连皮和尖一起生用,认为全苦杏仁发散风寒的效果更佳。苦杏仁含苦杏仁苷,去皮和尖后,再麸炒,具有杀酶作用,可防止苦杏仁苷的酶解。《中国药典》(2015版)一部苦杏仁来源项下初加工为"夏季采收成熟果实,除去果肉和核壳,取出种子,晒干"。饮片项下苦杏仁的炮制方法为"用时捣碎";燀苦杏仁的炮制方法为"取净苦杏仁,照燀法去皮。用时捣碎";炒苦杏仁的炮制方法为"取燀苦杏仁,照清炒法炒至黄色。用时捣碎"。苦杏仁现行的炮制品种尚有麸炒苦杏仁、苦杏仁霜、蜜苦杏仁、甘草制苦杏仁。

图8-1 杏仁

【图注】图中一人,正手持小锤,敲去包裹住苦杏仁的坚硬内果皮,取出种子。

梨子

消热痰，加牛黄末，疗小儿风疾痰涌，有神。解热毒，久服不患痈疽。

【点评】此处并未列出梨子的炮制方法。古人认为，梨具有清热消痰解毒的功效，尤以同牛黄末一起使用疗效更佳。通常生用。

橄榄

中河豚毒，煮汁服或生嚼。

【点评】古人认为，橄榄具有解河豚毒的功效。通常为煮汁服用或生品直接嚼食。现代研究表明，橄榄所含的三萜类成分具有保肝解毒的作用。古今用法基本一致，通常煎浓汁服用，或直接咀嚼生品。

山楂

水润，蒸，去核，净肉用。

【点评】古人炮制山楂，通常采用蒸法，先用水润透，再蒸制，除去果核，取果肉入药。蒸制可使山楂的酸味有所减弱，攻伐之气有所下降，药性更为缓和。现蒸法使用较少，多为炒制。黄酮是山楂的活性成分之一，山楂核总黄酮的含量约为果肉的十分之一，去除果核有助于集中药用部位。《中国药典》(2015 版)一部山楂来源项下初加工为"秋季果实成熟时采收，切片，干燥"。饮片项下净山楂的炮制方法为"除去杂质及脱落的核";炒山楂的炮制方法为"取净山楂，照清炒法炒至色变深"；焦山楂的炮制方法为"取净山楂，照清炒法炒至表面焦褐色，内部黄褐色"。山楂现行的炮制品种尚有山楂炭、蜜山楂、红糖制山楂、土炒山楂。

米谷部

【点评】米谷部药物主要来源于粮食、豆类及其发酵产物等制品。究其炮制方法，有陈用者、发芽用者、炒用者、发酵者等。

胡麻

凡修事，以水淘，浮者去之，沉者漉出，令干，以酒拌蒸，从巳至亥出，摊晒干，于臼中舂令粗皮一重尽，拌小豆相对同炒，小豆熟即出，去小豆用之，蒸不熟令人发落。与茯苓相宜。

【点评】胡麻即芝麻。古人认为，芝麻应先用水淘洗干净，去除浮起的不饱满种子，仅取下沉饱满者漉出，干燥，再用黄酒拌匀，蒸制12个小时，摊平晒干。然后，在臼中舂去粗皮，加入赤小豆同炒，直至赤小豆炒熟，去除赤小豆，入药。古法炮制的蒸制时间较长，因古人认为，蒸制不充分的芝麻易令人脱发。现炮制方法大为简化，通常净制后直接炒熟入药。古代记载中未注明药用芝麻的颜色，现代用法为黑芝麻入药，收载于《中国药典》；白芝麻食用。芝麻富含脂肪油，长时间蒸制可防止其败油；舂去粗皮有利于芝麻有限成分的溶出。芝麻在炒制时，容易局部受热过高，炒至出现爆声时易弹出锅外，与赤小豆同炒能受热均匀，避免这一情况的发生。《中国药典》(2015版)一部黑芝麻来源项下初加工为"秋季果实成熟时采割植株，晒干，打下种子，除去杂质，再晒干"。饮片项下黑芝麻的炮制方法为"除去杂质，洗净，晒干。用时捣碎"；炒黑芝麻的炮制方法为"取净黑芝麻，照清炒法炒至有爆声。用时捣碎"。

【**图注**】图中展示了榨取胡麻油的器具和方法，一人正在用大槌敲打楔子。

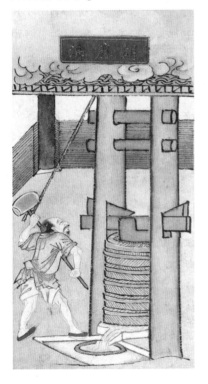

图 9−1a　胡麻油

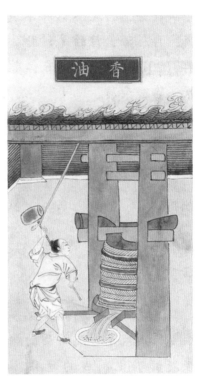

图 9−1b　香油

麻子

极难去壳。取帛包，置沸汤中浸至冷，出之，垂井中一夜，勿令着水，次日日中曝干，就新瓦上挼^①去壳，簸扬取仁，粒粒皆完。畏

---

① 挼(ruó)：揉搓。

牡蛎、白茯苓、白薇。

【点评】麻子即火麻仁。古人炮制火麻仁，先用布包住，放入沸水中，浸泡至室温，取出后，再垂挂于水井中过夜，于第二日中午取出暴晒，使果壳易于搓去，得到形状完整的种仁。古代无冷藏设备，将火麻仁沸水烫后，置温度相对环境较低的井中过夜，再暴晒，目的是利用温度的骤变使果壳易于除去。《中国药典》(2015版)一部火麻仁来源项下初加工为"秋季果实成熟时采收，除去杂质，晒干"。饮片项下火麻仁的炮制方法为"除去杂质及果皮"；炒火麻仁的炮制方法为"取净火麻仁，照清炒法炒至微黄色，有香气"。

饴糖

糯米作者入药，粟米者次之，余但可食耳。

【点评】饴糖为用高粱、米、大麦、小麦、粟米等含淀粉质的粮食为原料，经发酵糖化制成的食品。古人认为，以糯米为原料的饴糖可入药，小米次之，其余仅适合食用。饴糖品质受粮食中淀粉晶形与蛋白质的影响。与其他粮食相比，糯米富含支链淀粉。各种粮食制成的饴糖成分有何差异，尚未见报道。

【图注】图示锅中正在熬制饴糖，一人在搅拌锅中糖液。

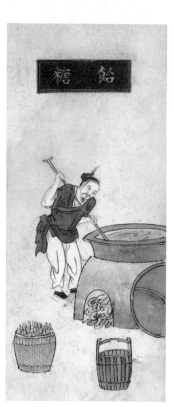

图9-2　饴糖

生大豆

或捣，或煮汁，或炒屑，各有用。得前胡、乌喙、杏仁、牡蛎、诸胆汁良，恶五参、龙胆、豆黄屑，忌猪肉。小儿以炒豆、猪肉同食，必壅气致死，十有八九；十岁以上不畏也。

【点评】古人将生大豆捣碎，煎汤，或炒黄磨粉入药，功效均有所不同。中药炮制有"逢子必炒"之说，炒制之后，大豆产生焦香味；此外，更易于粉碎，且不易变质。此处未注明大豆的颜色，目前入药用者多为黑大豆，黄大豆多为食用。

赤小豆

法同大豆，合鱼酢食，成消渴。

【点评】古人认为，赤小豆的炮制方法与大豆类似，可捣碎，煎汤，或炒黄磨粉入药。炒制之后，赤小豆产生焦香味；此外，更易于粉碎，且不易变质。《中国药典》(2015 版)一部赤小豆来源项下初加工为"秋季果实成熟而未开裂时拔取全株，晒干，打下种子，除去杂质，再晒干"。饮片项下赤小豆的炮制方法为"除去杂质，筛去灰屑"。

大豆黄卷

或胡烂绞汁，或炒为末。用黑大豆为糵①，芽生五寸长便干之，名为黄卷。一法：壬癸日以井华水浸大豆，候生芽去皮，阴干用。

---

① 糵(niè 聂)：嫩芽。

得前胡、杏子、牡蛎、乌喙、天雄、鼠屎，共蜜和良，恶海藻、龙胆。

【点评】古人以黑大豆加水生芽，干燥，得大豆黄卷，为其制备方法；加水绞汁，或炒熟后研末服用，为其使用方法。现制备大豆黄卷时，并未限定用黑大豆。《中国药典》(2015 版) 一部大豆黄卷来源项下制备方法为"取净大豆，用水浸泡至膨胀，放去水，用湿布覆盖，每日淋水二次，待芽长至 0.5～1cm 时，取出，干燥"。大豆黄卷现行的炮制品种尚有制大豆黄卷，以淡竹叶、灯心草煎汁共煮制得。

酒

人为火燎，以陈酒浸之，止痛，拔出火毒，令人不死。

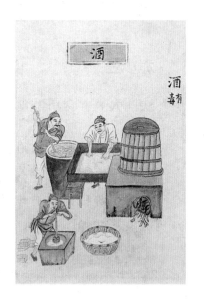

图 9－3a　酒

【点评】古人认为，酒以陈者治疗烧伤效果更好。自古以来，酒均为常用的炮制液体辅料之一。酒能活血通络，祛风散寒，行药势，矫味矫臭，能促进药物内有效成分的溶出，还可祛除动物类药物的腥臭。常用酒制的药物有黄芩、黄连、大黄、乌梢蛇等。

【图注】a 图与 b 图展示了造酒的全过程。c 图一人拨弄酒缸。d 图中二人，一人在缸中取酒，一人用酒壶盛缸中取出之酒。

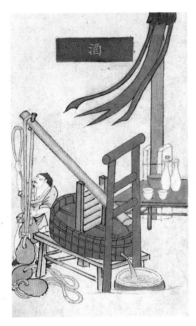
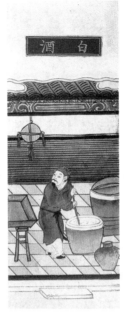
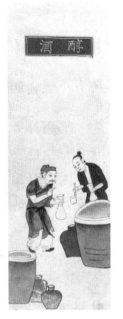

图9-3b 酒　　　　　图9-3c 白酒　　　　图9-3d 醇酒

粟米

即小米，陈者良。与杏仁同食，令人吐泻。

【点评】粟米即小米。古人认为，粟米以陈者更好。粟米味甘、咸，性凉，久置之后味苦、性寒，能除烦，止痢，利小便。

秫米

小儿病患不宜多食。

【点评】秫米即粱或粟的糯性品种。此处并未列出炮制方法。现通常净制后去壳取仁入药，或炒黄后入药。古人认为秫米不易消化，故儿童与病患不适合多食。

粳米

陈者下气，病患宜之。

【点评】古人认为，粳米以陈者更好，能下气，易于消化。

【图注】图中表现的是官府查验仓库所存的陈廪米。

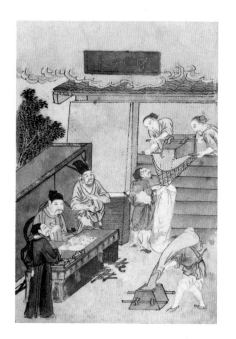

图9-4　陈廪米

蘖米

凡谷皆可生蘖，有粟、黍、谷、麦、豆诸蘖，皆水浸胀，候生芽，曝干，去须，取其中米炒，研面用，其功皆主消导。粟蘖、稻蘖、矿麦蘖，各有用。

【点评】古人认为，谷类、豆类发芽后，晒干，去须，再用米炒，研末，具有消食导积的功效。谷类与豆类发芽时，在各种生物酶的作用下，部分蛋白质水解转变为氨基酸和多肽，部分淀粉转变为单糖和低聚糖等，更易被人体吸收。《中国药典》(2015版)一部收载麦芽、谷芽、稻芽、大豆黄卷。麦芽来源项下制备方法为"将麦粒用水浸泡后，保持适宜温、湿度，待幼芽长至约5mm时，晒干或低温干燥"；饮片项下麦芽的炮制方法为"除去杂质"；炒麦芽的炮制方法为"取净麦芽，照清炒法炒至棕黄色，放凉，筛去灰屑"；焦麦芽的炮制方法为"取净麦芽，照清炒法炒至焦褐色，放凉，筛去灰屑"。谷芽来源项下制备方法为"将粟谷用水浸泡后，保持适宜的温、湿度，待须根长至约6mm时，晒干或低温干燥"；饮片项下谷芽的炮制方法为"除去杂质"；炒谷芽的炮制方法为"取净谷芽，照清炒法炒至深黄色"；焦谷芽的炮制方法为"取净谷芽，照清炒法炒至焦褐色"。稻芽来源项下制备方法为"将稻谷用水浸泡后，保持适宜的温、湿度，待须根长至约1cm时，干燥"；饮片项下稻芽的炮制方法为"除去杂质"；炒稻芽的炮制方法为"取净稻芽，照清炒法炒至深黄色"；焦稻芽的炮制方法为"取净稻芽，照清炒法炒至焦黄色"。

舂杵头细糠

凡谷皆有糠，粳、稻、粟、秫者胜。北方多用杵，南方多用碓①，入药并用。丹家云：糠火炼物，力倍于常。

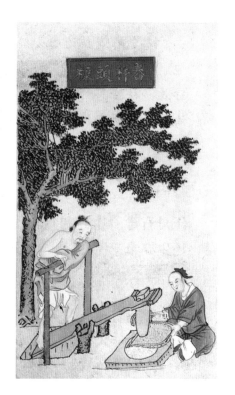

图9-5 舂杵头糠

【点评】谷类在舂米过程中颖果脱下的果皮或种皮称为糠。在舂的过程中，杵头之糠受到反复捶打，碎裂成细片，可利于有效成分的煎出。

【图注】图中二人，一人在舂杵米壳，另一人在集取杵头上的细糠。

小麦

浮者止汗，须拣净，焙用。

---

① 碓(duì 对)：舂米的设备。

【点评】此处特指浮小麦。古人炮制浮小麦，除去杂质后，焙炒入药。古今炮制方法基本一致。浮小麦味甘，性凉，焙炒之后凉性有所缓和，且利于储存，不易虫蛀霉变。

麦麸

性凉，用炒诸药。

【点评】麦麸为小麦经磨粉过筛后的种皮。麦麸是常用的中药炮制固体辅料之一。麦麸与药物同炒，能缓和药物的燥性，增强疗效，祛除药物不良气味，使药物色泽均匀一致。麦麸还能吸附油质，常用麦麸炒制的药物有枳壳、枳实、僵蚕、苍术等。

荞麦

压丹石毒。作面和猪羊肉热食，不过八九顿即患热风，须眉脱落，还生亦希，泾汾以北多此疾。又不可合黄鱼食，家常多犯，故特拈着。

【点评】此处并未列出荞麦的炮制方法，重点记载了荞麦的饮食禁忌。古人认为，荞麦不可与猪肉、羊肉、黄鱼共食，易生热风，导致眉毛脱落。

曲

凡使，须陈久者，捣作末后，掘地坑深二尺，用物裹纳坑中，至一宿明出，焙干用。

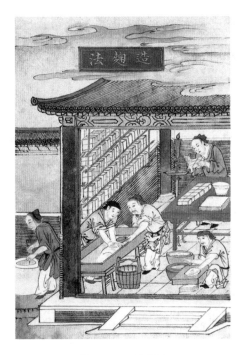
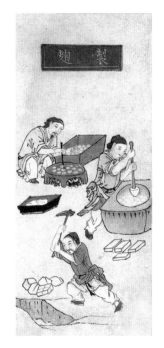

图9-6a　造曲法　　　　图9-6b　制曲

【点评】古人认为，曲以陈者更佳。古人使用曲入药，先捣碎成末，裹好后置地下坑中放置过夜，再取出焙干使用。曲含微生物，陈年放置可使其中的微生物更为丰富。使用前置深坑中，可使曲吸收地下的潮湿之气，微生物的繁殖受到活化，利于有效成分的积累。

【图注】a图为造曲法，图中五人，其中室内二人在揉曲，一人将曲压扁，一人将曲制成砖形。屋外一人于井中汲水。b图为制曲法，图中三人，左下一人在掘地坑，以便将裹好的曲放入坑中。右上一人在石臼中舂杵曲末。左上一人在焙干或炒香药物。

神曲

五月五日、六月六日或三伏日为诸神集会之辰，故名神曲，如过此日造者，非也。法用白虎白面一百斤，勾陈苍耳自然汁三升，腾蛇青蓼自然汁四升，青龙青蒿自然汁三升，玄武杏仁四升泡去皮尖，捣烂入面，朱雀赤小豆三升，煮熟去皮，捣烂，和面一处匀，一如造酒面法，以麻叶或楮叶包罯①，如造酱黄法，待生黄衣，晒收之。凡用，须火炒黄，以助土气，陈久者良。

【点评】白面、苍耳、青蓼、青蒿、杏仁、赤小豆为主要原料，经发酵制得神曲。古人认为神曲的制法应顺应天时，原料颜色合远古神兽六圣（白虎、勾陈、腾蛇、青龙、玄武、朱雀）之意。现地方标准中，白面部分，有的沿用面粉，有的改为麦麸，尚有两者兼用者，制备工艺也各有不同。神曲入药，应炒黄，并以陈者更佳。神曲含酵母菌和B族维生素，亦有报道从神曲中分离得到曲霉属真菌黄曲霉菌、青霉属真菌产黄青霉菌以及枝孢属真菌枝孢霉菌，陈年放置可使其中的微生物更为丰富和纯化。神曲现行的炮制品种尚有麸炒神曲、焦神曲。

扁豆

紫花者良。炒去壳，打碎。解酒、河豚鱼、一切草木毒，生嚼及煮汁饮。

【点评】扁豆即白扁豆。古人认为，扁豆以开紫花者品质更佳。古法炮制白扁豆，采用炒制法，之后去壳，打碎入药。如用于解毒，则生品嚼服或煮汁饮用。生白扁豆含凝集素，为毒性成分，具有抑制胰蛋白酶活性的作用，炒制之后，凝集素被破坏，毒性消失。炒白扁豆长于健脾化湿，古今炮制方法基本一致。凝集素同时也是生白

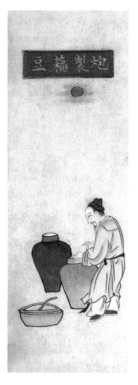

———————————

① 罯(ǎn 俺)：覆盖。

图9-7 炮制藕豆

扁豆解毒功效的活性成分，可与有毒物质结合而排出体外。《中国药典》（2015版）一部白扁豆来源项下制备方法为"秋、冬二季采收成熟果实，晒干，取出种子，再晒干"。饮片项下白扁豆的炮制方法为"除去杂质。用时捣碎"；炒白扁豆的炮制方法为"取净白扁豆，照清炒法炒至微黄色具焦斑。用时捣碎"。白扁豆现行的炮制品种尚有光白扁豆、土白扁豆、麸炒白扁豆。

【图注】图中一人立于大罐之前，拨弄罐中药物。

淡豆豉

出江西者良。黑豆性平，作豉则温，既经蒸罯，故能升能散。得葱则发汗，得盐则能吐，得酒则治风，得薤则治痢，得蒜则止血。炒熟则又能止汗。

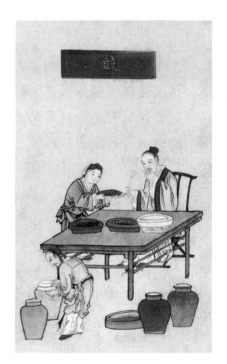

图9-8 豉

【点评】淡豆豉为黑豆的发酵加工品，此处未列明制法。古人认为淡豆豉炒熟后可止汗。黑豆中的异黄酮苷在发酵过程中发生酶解，因此淡豆豉中的大豆苷元和染料木素等异黄酮苷元大幅升高，与淡豆豉的解表发汗功能有关。炒熟之后，异黄酮苷元受到破坏，转为止汗。《中国药典》（2015版）一部淡豆豉制法为"取桑叶、青蒿各70～100g，加水煎煮，滤过，煎液拌入净大豆1000g中，俟吸尽后，蒸透，取出，稍晾，再置容器内，用煎过的桑叶、青蒿渣覆盖，闷使发酵至黄衣上遍时，取出，除去药渣，洗净，置容器内再闷15~20天，至充分发酵、香气溢出时，取出，略蒸，干燥，即得"。

【图注】图中三人，中央为一大桌，上有三盆，盆中分别盛有豉及其他配料。一人将豉呈给另一人检验，桌旁有四个大罐，一人在拨弄大罐。

红曲

亦出江西，陈久者良。吹净，炒研用。

【点评】古人认为，红曲以久置者品质更佳。通常去除杂质后，炒制，研细入药。红曲含大量的氨基酸类成分，尚含洛伐他汀，炒制可去除残留的水分，同时使菌种灭活，研细入药可促进有效成分的溶出。

绿豆

生研绞汁或煮食。用之宜连皮，去皮则令人少壅气，当是皮寒肉平故也。圆小绿者佳。反榧子壳，忌鲤鱼、酢。解金石、砒霜、一切草木诸毒，连皮生研，水服。

【点评】古人用绿豆，通常不去皮，以生品加水研碎，取汁服用，或煮后食用。认为生品连皮研碎服用，可解诸毒。绿豆皮含丰富的黄酮类成分，可能与其解毒作用有关。

醋

米造陈者良。醋酒为用，无所不入，故制药多用之。服茯苓、丹参，不可食醋。

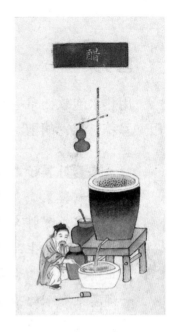

图9-9 醋

【点评】古代制醋原料多种，古人认为以米为原料者佳，且陈久者更好。醋为常用的炮制液体辅料之一，主要含醋酸，能与多种中药材中的生物碱类成分结合成盐，从而增加溶出度，易于有效成分的煎出。此外，醋味酸，能引药入肝。常用醋制的药物有延胡索、甘遂、香附、柴胡、鳖甲等。

【图注】图中一人，正在拨弄盆中制得之醋。

酱

豆作者良，麦作者不用，以久久为佳。又有肉酱、鱼酱，皆呼为醢①，不入药。

【点评】古代制酱原料多种，古人认为，以大豆为原料者佳，且久置者更好。以麦或肉类制成的酱不可入药。

【图注】图中一人，正在搅拌缸中之酱。

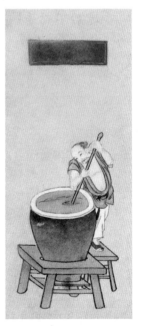

图9-10 酱

----

① 醢(hǎi 海)：用肉、鱼等制成的酱。

罂子粟

用热水泡软，擘去筋膜，切成丝，用蜜水或米醋拌，微炒，晒干用。忌蒜、醋、胡椒。

【点评】罂子粟通常为罂粟籽。根据此处描述，应指罂粟壳。古人炮制罂粟壳，先用热水将其泡软，除去筋膜，再切成丝状，以蜂蜜水或醋拌匀，炒制，晒干入药。罂粟壳具有敛肺、涩肠、止痛的功效，生品长于止痛，蜜制多用于止咳，醋制则可增强涩肠止泻的功效。古今炮制方法基本一致。《中国药典》(2015版)一部罂粟壳来源项下初加工为"秋季将成熟果实或已割取浆汁后的成熟果实摘下，破开，除去种子和枝梗，干燥"。饮片项下罂粟壳的炮制方法为"除去杂质，捣碎或洗净，润透，切丝，干燥"；蜜罂粟壳的炮制方法为"取净罂粟壳丝，照蜜炙法炒至放凉后不粘手"。

菜部

【点评】菜部药物主要来源于蔬菜与瓜类。炮制方法与各药物自身的特性有关，如为种子类则常用炒法。

瓜蒂

凡使，勿用白瓜蒂，要采取青绿色瓜，待瓜气足，其瓜蒂自然落在蔓茎上。采得未用时，使栉栉①叶裹，于东墙有风处挂，令吹干用。

【点评】瓜蒂即甜瓜蒂。甜瓜蒂有青色和白色两种，古人认为应以青色者入药。采收后，用叶将瓜蒂裹紧，置阴凉通风处吹干。现也有晒干者。

【图注】图中四人，右下一人用大叶包裹瓜蒂，上一人登梯将包好的瓜蒂悬挂在屋檐下吹干。

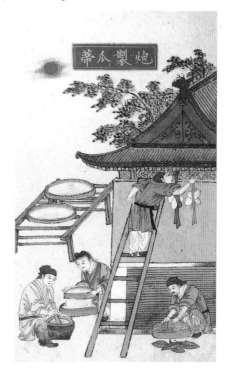

图 10 - 1　炮制瓜蒂

---

① 　栉(zhì 至)栉：紧密排列。

235

左下一人用杵臼捣碎瓜子，其对面一人则用筛将碎末过筛。左上有晒药匾及架，背景为红日，示意瓜子捣后晒干。

白冬瓜

此物经霜后，皮上白如粉涂，故云"白冬瓜"也。被霜后取，置经年，破取核，水洗，燥，去壳，擂仁用。一用皮肉，捣，绞汁服。

【点评】此处白冬瓜指冬瓜子。古人将白冬瓜取种子，去壳，种仁捣碎入药。捣碎利于冬瓜子有效成分的煎出。也有用冬瓜皮和冬瓜肉捣碎，绞汁服用者。冬瓜子现行的炮制品种尚有炒冬瓜子。

白芥子

研用。

【点评】古人使用白芥子，直接研碎入药。该法沿用至今，现行的炮制品种尚有炒白芥子。《中国药典》(2015 版) 一部白芥子来源项下初加工为"夏末秋初果实成熟时采割植株，晒干，打下种子，除去杂质"。饮片项下白芥子的炮制方法为"除去杂质。用时捣碎"。炒白芥子的炮制方法为"取净白芥子，照清炒法炒至淡黄色至深黄色，有香辣气。用时捣碎"。

莱菔

生食熟食俱可。治久脾泄，百药不效，煮食经年，无不效者。但不可与地黄同食，多食动气，惟生姜能制其毒。伏硇砂。

【点评】菜菔即白萝卜。古人认为可生食，亦可煮熟后食用。今法与之相同。

莱菔子

炒研能消食，性峻利，伤人真气，勿久服。

【点评】古法炮制莱菔子，炒制后研碎，入药。今法与之相同。炒制后，种皮酥脆，更利于研碎，有助于有效成分的煎出。《中国药典》(2015 版)一部莱菔子来源项下初加工为"夏季果实成熟时采割植株，晒干，搓出种子，除去杂质，再晒干"。饮片项下莱菔子的炮制方法为"除去杂质，洗净，干燥。用时捣碎"；炒莱菔子的炮制方法为"取净莱菔子，照清炒法炒至微鼓起。用时捣碎"。

黄蜀葵花

疮家要药，作末及浸油俱可。

【点评】古人将黄蜀葵花研成粉末外敷，或以麻油浸泡外涂，用于治疗疮疡。今法与之相同，亦有煎汤内服者。

葱头

取根白一二寸连须用，洗净。忌蜜及常山。

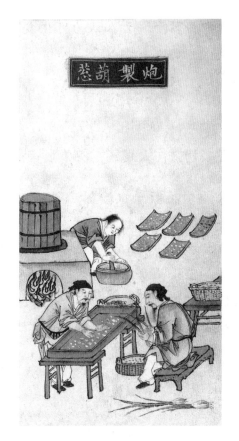

图 10 −2　胡葱

【点评】葱头即葱白，净制后连根入药，通常为鲜用。今法与之相同。

【图注】图中三人，右下一人在剥葱，左下一人在案上摊开药物，上方一人杵捣药物，放入左之大甑中蒸制。右上有瓦片数枚，示意晾晒干燥。

韭

绞生汁饮。其子入药，拣净，蒸熟，曝干，簸去黑皮，炒黄研用。忌蜜及牛肉，伏石钟乳、乳香。

【点评】韭的叶入药为韭菜，通常鲜用；种子入药为韭菜子，净制后，蒸熟，晒干，去皮，炒黄后研碎入药。古今炮制方法基本一致。韭菜含多种含硫化合物，鲜用能更好的保持有效成分的活性。韭菜子具有温补肝肾，壮阳固精的功效，蒸熟可使其疗效增强，炒黄则使韭菜子易于研碎。《中国药典》(2015 版)一部韭菜子来源项下初加工为"秋季果实成熟时采收果序，晒干，搓出种子，除去杂质"。饮片项下韭菜子的炮制方法为"除去杂质"；炒韭菜子的炮制方法为"取净韭菜子，照盐水炙法炒干"。

荆芥

陈者良，去梗取穗。若用止血须炒黑。

【点评】古人认为荆芥以久置者更佳。此处的药用部位为荆芥穗。荆芥穗功效为解表散风，透疹，消疮。炒炭后具有收涩止血的功效。现也有不去梗者，为荆芥的地上部分。荆芥地上部分含挥发油、鞣质等成分，在花穗中更为集中。鲜用时，挥发油为主要活性成分，体现出解表透疹的功效。炒炭后，挥发油损失，主要以鞣质发挥收敛止血的功效。中药炮制历来有"炒炭止血"之说，荆芥炭和荆芥穗炭均为代表之一。《中国药典》(2015 版)一部荆芥和荆芥穗来源项下初加工为"夏、秋二季花开到顶、穗绿时采割，除去杂质，晒干"。饮片项下荆芥的炮制方法为"除去杂质，喷淋清水，洗净，润透，于 50℃烘 1 小时，切段，干燥"；荆芥(穗)炭的炮制方法为"取荆芥(穗)段，照炒炭法炒至表面焦黑色(荆芥穗炒至表面黑褐色)，内部焦黄色，喷淋清水少许，熄灭火星，取出，晾干"。

苏子

自收方真，市者俱伪。略炒，研极细，煎成药，投入二三沸即倾。

【点评】苏子即紫苏子。古法炮制紫苏子，略微炒制后，研成细粉，待药即将煎成后，投入，煎煮片刻即可。紫苏子含迷迭香酸，对热不稳定，微炒能使紫苏子易于粉碎，又不至于破坏迷迭香酸。《中国药典》(2015版)一部紫苏子来源项下初加工为"秋季果实成熟时采收，除去杂质，晒干"。饮片项下紫苏子的炮制方法为"除去杂质，洗净，干燥"；炒紫苏子的炮制方法为"取净紫苏子，照清炒法炒至有爆声"。紫苏子现行的炮制品种尚有蜜紫苏子、紫苏子霜。

紫苏

两面俱紫，自种者真。

【点评】古人认为紫苏以叶上下表面均为紫色者为正品。《中国药典》(2015版)一部紫苏叶来源项下初加工为"夏季枝叶茂盛时采收，除去杂质，晒干"。饮片项下紫苏的炮制方法为"除去杂质和老梗；或喷淋清水，切碎，干燥"。紫苏梗也可入药。

【图注】图中三人，右上一人在用刀刮紫苏表皮；左上一人右手持刀，左手持带叶植物，示意须辨别叶形与

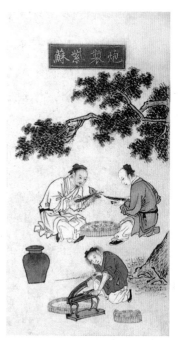

图 10-3　炮制紫苏

叶的颜色；下方一人在用铡刀切药成段。

薄荷

产苏州龙脑者良。

【点评】苏州为薄荷的道地产地之一，苏州产者称为"苏薄荷"，其中，又以"龙脑薄荷"为极品。龙脑二字，据说与地形有关，该地正好处于龙形地形的脑部之处；一说，该地产薄荷不甚辛辣，清芳酷烈，似龙脑香，因此而得名。此处并未列明炮制方法。

苦瓠①

即苦葫芦也。凡用，须细理莹净无黡②黣③者乃佳，不尔有毒。

【点评】苦瓠即苦葫芦。此处未列明炮制方法。古人认为，应选用纹理细腻，无黑斑者入药，否则有毒。

马齿苋

凡使，勿用叶大者，不是马齿苋，亦无水银。忌与鳖同食，食之俱变成鳖，啮④人腹，至不可治。

【点评】此处未列明炮制方法。古人认为，马齿苋入药应注意

---

① 瓠（hù 户）：葫芦。
② 黡（yǎn 掩）：黑痣。
③ 黣（yì 异）：瘢痕。
④ 啮（niè 聂）：咬。

品种的准确性。马齿苋为常见的干鲜两用药材之一。《中国药典》(2015版)一部马齿苋来源项下初加工为"夏、秋二季采收，除去残根和杂质，洗净，略蒸或烫后晒干"。饮片项下的炮制方法为"除去杂质，洗净，稍润，切段，干燥"。

蕺菜

治肺痈。俗名鱼腥草，生阴处。

【点评】蕺菜即鱼腥草，为常见的干鲜两用药材之一。此处未列明炮制方法。《中国药典》(2015版)一部鱼腥草来源项下初加工为"鲜品全年均可采割；干品夏季茎叶茂盛花穗多时采割，除去杂质，晒干"。饮片项下鲜鱼腥草的炮制方法为"除去杂质"；干鱼腥草的炮制方法为"除去杂质，迅速洗净，切段，干燥"。

木耳

桑槐树上生者良，煮羹食。有用罐盛，大火内煅，去烟存性，为末入药。

【点评】木耳通常直接煮羹食用，也有煅存性的炮制方法：将木耳置瓦罐中，大火煅存性，研成细粉入药。现煅法炮制木耳较少使用。木耳具有补血养血，润肺止咳，止血等功效，煅法可增强木耳止血的作用。

【图注】图中示意生长在树干上的木耳。

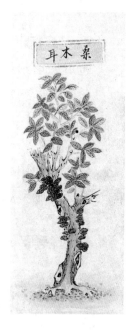

图 10-4　桑木耳

人 部

【点评】自《神农本草经》《五十二病方》始，中国历代本草医书收载多种人部用药，为人的分泌物、排泄物或附属物等。现大多已较少使用，血余炭、人中白、紫河车等仍有入药。

发髪

凡使，是男子年可二十以来无疾患，颜貌红白，于顶心剪切者发是。凡于丸散膏中，先用苦参水浸一宿，漉出，入瓶子，以火煅之，令通赤，放冷，研用。

【点评】发髪即血余炭。取健康壮年男性头顶之法，用苦参水浸泡过夜，滤出，置瓶中煅红，放冷，研成细粉入药。苦参水浸泡能起到去除头发污垢的作用。现对头发的来源并无严格要求，人发即可。《中国药典》(2015 版)一部血余炭来源项下制备方法为"取头发，除去杂质，碱水洗去油垢，清水漂净，晒干，焖煅成炭，放凉"。

【图注】a 图绘二人，左上一人用火煅烧头发，右下一人用研钵研磨。其旁有一木匣，可能是盛药所用。b 图绘五人，其中一人手持剪刀为另一人剪头发，旁边一人用托盘侍候装盛头发。左下一人双手入盆，似为清洗头发；右下一人倾水入缸，似为浸泡头发。

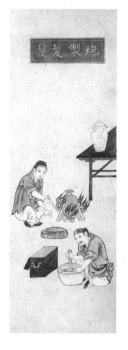

图 11-1a　炮制发髲

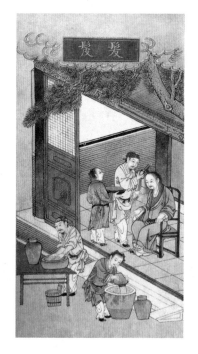

图 11-1b　发髲

人乳汁

白而不腥者良。

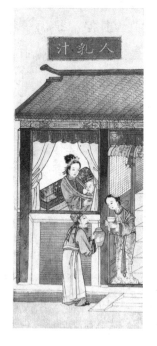

【点评】此处并未列明炮制方法。古人认为，人乳汁以色白、腥味不明显者品质较好。现人乳汁已较少入药。图中绘一妇人怀抱婴儿哺乳。门外一人托一瓶，另一侍女捧一盏，示意将乳送给需要之人。房屋、门帘均系北方样式。

图 11-2　人乳汁

人牙齿

入药烧用。

【点评】古法炮制人牙齿，烧制后入药。现人牙齿已未见入药。

人粪

宜用绝干者，捣末，沸汤沃服之。一名金汁，埋地中年久者良。

【点评】古法炮制人粪，取干净干燥者，捣成粉末，以滚水冲泡后服用。且认为，于地下埋藏多年者质佳。现人粪已未见直接入药。

人溺

肥白无病童子，味不咸雪白者良。

【点评】人溺即童便。童便是古代中药炮制常用的液体辅料之一，约有近百种中药用童便炮制，现童便制已基本淘汰。童便具有滋阴降火的功效，古人认为，应取健康男童小便，清澈者为佳。

人中白

溺器中者良，火煅，研。

【点评】古人认为，人中白从尿桶、便器等获得者品质较好。古法炮制人中白，用煅法，再研细入药。煅制后，人中白的成分更为纯净。人中白现行的炮制品种尚有飞人中白。

裈①裆

取中裤近隐处，男用女，女用男。或取汁，或烧灰服。

【点评】 裈裆即裤裆。古人认为，可采用浸泡取汁或烧成灰的方式入药。其活性成分可能与人的分泌物有关。现裤裆已未见入药。

天灵盖

凡用，弥②腐烂者佳。有一片如三指阔者，取得，用煻灰火罨③一夜，待腥秽气尽，却用童便于瓷锅中煮一伏时，漉出，于屋下掘得一坑，深一尺，置骨于中一伏时，其药魂归神妙。阳人使阴，阴人使阳，男骨色不赤，女骨色赤，以此别之。一法：同檀香汤洗过，酥炙用，或烧存性用。

【点评】 古人认为人腐尸头骨的天灵盖可入药。炮制方法为，取天灵盖，置火煻中用灰火覆盖过夜，除净腐臭气，再用童便煮2个小时，取出，埋入深坑2个小时，即可入药。或者用檀香煮水清洗，烧至酥脆；又或烧至存性，入药。现天灵盖已未见入药。

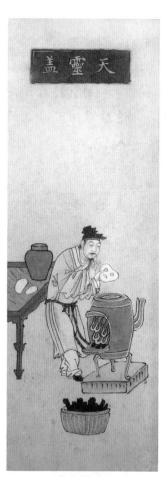

图11-3 天灵盖

---

① 裈(kūn 昆)：裤子。
② 弥：久。
③ 罨(yǎn 掩)：掩盖，覆盖。

【图注】图中一人取天灵盖欲在炉火上烤炙。

紫河车

置酒内，覆者男胎也，首胎重十五两以上。先将酒洗数次，血水方尽，用银簪①脚剔去筋膜，封固银锅内，加酒重汤煮一昼夜，或文武火焙干。一法：米泔浸净，入猪肚中蒸烂，捣膏入药。忌犯铁。

【点评】古人炮制紫河车，先用酒反复洗，直至血水除净，再用银簪的尖部剔除筋膜，置银制锅内，加酒煮一昼夜；或焙干。也有用米泔水浸泡，洗净，置猪肚内蒸烂，捣成膏状入药者。现紫河车的炮制方法与古代基本一致，净制为主要工序。《中国药典》(2010版)一部紫河车来源项下初加工方法为"将新鲜胎盘除去羊膜和脐带，反复冲洗至去净血液，蒸或置沸水中略煮后，干燥"。饮片项下炮制方法为"砸成小块或研成细粉"。因可能存在人胎盘携带乙肝、人类免疫缺陷病毒等的安全隐患，自2015版起，《中国药典》不再收载紫河车及其中成药。紫河车现行的炮制品种尚有酒炒紫河车及花椒、酒制紫河车。

---

① 簪：古代用于插定发髻的一种长针。

兽部

【点评】兽部药物即为今之动物药来源于哺乳动物者。除珍稀濒危物种外，大多沿用至今。动物药如取自动物器官者，常腥臭味较重，多采用炙法，以矫味矫臭。

龙骨

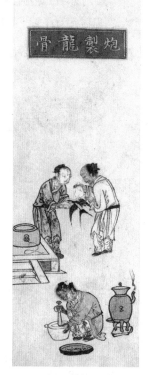

骨细纹广者是雌，骨粗纹狭者是雄骨。五色者上，白色者中，黑色者次，黄色者稍得。经落不净之处并妇人采得者不用。洗净抟①研如粉，极细方入药，其效始神。但是丈夫服，空心，益肾药中安置，图龙骨气入肾脏中也，《雷公》所云生用法也。一法：用酒浸一宿，焙干，研粉，水飞三度用。如急用，以酒煮，焙干。或云：凡入药，须水飞晒干，每斤用黑豆一斗蒸一伏时，晒干用，否则着人肠胃，晚年作热也。得人参、牛黄、黑豆良，畏石膏、铁，忌鱼。

图 12-1 炮制龙骨

---

① 抟（tuán 团）：捏聚成团。

【点评】古人炮制龙骨，净制后，研成极细粉入药，为生用之法。或用黄酒浸泡过夜，焙干，水飞法研成细粉入药；又或水飞成细粉晒干后，与黑豆一同蒸制2个小时，晒干，入药。龙骨经历了漫长的有机物逐步被无机物取代，成为化石的过程，炮制方法与矿物药类似，多水飞为细粉入药，有助于成分的溶出。龙骨现行的炮制品种尚有煅龙骨。

【图注】图中三人，蹲身之人在研磨龙骨。另有一人手握燕子一只，欲安龙骨粉在燕子腹内。另一人准备接过此燕，悬于井面。此法仅雷公书有，非医家常用炮制法。

龙齿

捣碎，入丸煅研。得、畏、忌同龙骨。

【点评】古人炮制龙齿，通常捣碎入药，如入丸剂，则煅制后研细入药。龙齿经历了漫长的有机物逐步被无机物取代，成为化石的过程，炮制方法与矿物药类似，常以煅法炮制，煅后酥松，利于粉碎，有助于成分的溶出。龙齿现行的炮制品种尚有盐淬龙齿。

麝香

其香有三等：一者名遗香，是麝子脐闭满，其麝自于石上用蹄尖挥脐，落处一里草木不生并焦黄，人若收得此香，价与明珠同也；二名脐香，采得甚堪用；三名心结香，被犬兽惊心破了，因兹狂走，杂诸群中，遂乱投水，被人收得，擘破见心流在脾结作一个干血块，可隔山涧早闻之香，是香中之次也。凡使麝香，并用子日开之方用，细研筛用之也。当门子良，凡用另研。忌大蒜。

【点评】此处描述了麝香的三个等级：①遗香，自然生长饱满，麝自用蹄尖拨落者，最优；②脐香，由人摘取者，尚可；③心结香，麝受到惊吓脱落于水中者，稍次。麝香自古均为名贵中药。古人炮制麝香，讲究时日，选子日剖开香囊，取其中麝香，研细，过筛，入药。并认为，以呈颗粒状者品质更佳，称为"当门子"。现《中国药典》（2015版）一部麝香来源项下初加工为"野麝多在冬季至次春猎取，猎获后，割取香囊，阴干，习称'毛壳麝香'；剖开香囊，除去囊壳，习称'麝香仁'。家麝直接从其香囊中取出麝香仁，阴干或用干燥器密闭干燥"。饮片项下炮制方法为"取毛壳麝香，除去囊壳，取出麝香仁，除去杂质，用时研碎"。林麝、马麝、原麝均为国家二级保护动物。现多为人工饲养条件下活麝取香。

【图注】图中一人，取小研钵，细细研磨药物。

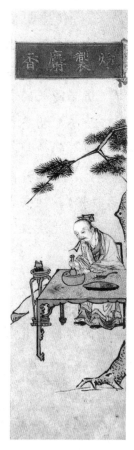

图 12-2　炮制麝香

牛黄

凡使有四件：第一件是生神黄，赚得者；次有角黄，是取之者；又有心黄，是病死后识者剥之，劈破取心，其黄在心中如浓黄酱汁，采得便投于水中，黄沾水复便如碎蒺藜子许，如豆者硬如帝珠子；次有肝黄，其牛身上光，眼如血色，多玩弄，好照水，自有夜光，恐惧人，或有人别采之。凡用，须先单捣，细研如尘，却绢裹，又用黄嫩牛皮裹，安于井面上，去水三四尺已来，一宿至明，方取用之。人参为之使，得牡丹、菖蒲利耳目，恶龙骨、龙胆、地黄、常山、蜚蠊，畏牛膝、干漆。

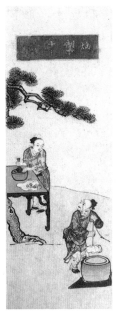
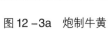

图12-3a　炮制牛黄

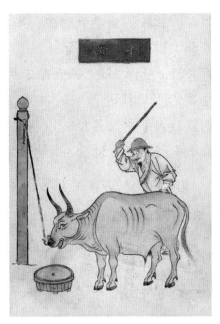

图12-3b　牛黄

【点评】此处描述了牛黄的四个品种：①生神黄，为喝迫而得者，即为当牛有黄时，时复鸣吼，呕吐而得的牛黄，因极其罕见珍贵，故而得名"生神黄"；②角黄，为杀牛时取出者；③心黄，为牛病死后于胆囊中所取出的颗粒状物；④肝黄，为牛出现眼红、皮光等症状时，所取出者。古人炮制牛黄，单独捣碎，研成极细粉，用绢布或嫩牛皮包裹，置井中水面上，漂浮过夜，即可入药。现通常研成极细粉后即可入药。牛黄自古均为名贵中药，研成极细粉可节约用量，促进人服用后有效成分在体内的溶出。《中国药典》(2015版)一部牛黄来源项下初加工为"宰牛时，如发现有牛黄，即滤去胆汁，将牛黄取出，除去外部薄膜，阴干"。由于天然牛黄产量稀少，供不应求，现普遍使用体外培育牛黄和人工牛黄代替天然牛黄入药，该两种牛黄均被《中国药典》正式收载。体外培育牛黄由牛的新鲜胆汁作母液，加入去氧胆酸、胆酸、复合胆红素钙等制成。人工牛黄参照天然牛黄的化学成分，由牛胆粉、胆酸、猪去氧胆酸、牛磺酸、胆红素、胆固醇、微量元素等加工制成。

【图注】a图据正文"阴干百日成，无令见日月光"，绘一人将牛黄包裹后，用绳悬吊放入井中，示意不见日月光。然牛黄阴干，无须放入井中。另绘一人研磨药物。b图绘一人喝迫，牛呕吐于盆中而得牛黄，即为"生神黄"。

象牙

刮取屑，细研用。

【点评】象牙自古均为名贵中药。古人通常刮取象牙屑，研细入药。此法沿用至今，入药者多系制作象牙工艺品残留的边角料。

鹿角胶

自煎者良。酒化服为上，或用麦门冬、橘红、砂仁煎汤化服，入丸用酒或水顿化，和蜜或炒成珠亦得。得火良，畏大黄。

【点评】古人使用鹿角胶通常用黄酒烊化后服用，或者用麦冬、橘红、砂仁煎汤烊化服用。入丸剂时，用黄酒或水炖化，与蜂蜜混匀；或炒制成鹿角胶珠，通常以蛤粉为炒制辅料。现炮制方法基本一致。《中国药典》(2015版)一部鹿角胶的制备方法为"将鹿角锯段，漂泡洗净，分次水煎，滤过，合并滤液(或加入白矾细粉少量)，静置，滤取胶液，浓缩(可加适量黄酒、冰糖和豆油)至稠膏状，冷凝，切块，晾干，即得"。

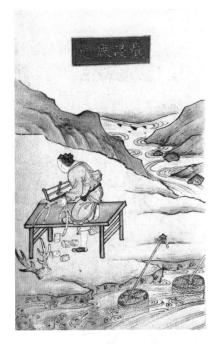

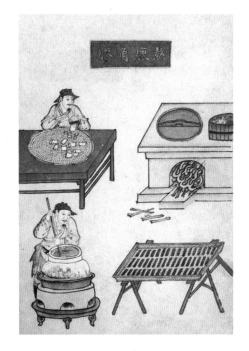

图 12－4a　截浸鹿角　　　　　　　图 12－4b　熬鹿角胶

【图注】a 图绘一人用锯裁截鹿角，并将其装入竹笼，用绳栓笼置于流水中漂洗。b 图有两个灶，一个是砖砌大灶，上有锅可煮鹿角，左下有一多方向开孔的灶，上置大瓮，一人正在浓缩制胶。左上一人将鹿角用刀切成段，以用于熬煮。右下有木架，供盛放切块之胶，晾干。

阿胶

油绿色光明可鉴者真。凡使，先于猪脂内浸一宿至明出，于柳木火上炙，待炮了，可研用。只以蛤粉炒成珠用为便。薯蓣为之使，得火良，畏大黄。

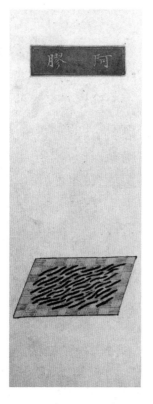

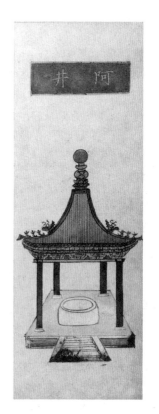

图 12 –5a　阿胶　　　　　　图 12 –5b　阿井

【点评】古人炮制阿胶，先置猪油内浸泡过夜，再在柳木火上炙烤，研碎入药。如以蛤粉烫至成珠，则使用更为方便。阿胶珠的制备方法沿用至今，用猪油浸泡阿胶的方法现已较少使用。蛤粉具有清热化痰的功效，以其炮制阿胶，既可去除阿胶的腥气，又可使阿胶熔化凝结成珠状，质地酥脆，便于制剂和调剂，还可降低阿胶的滋腻之性。《中国药典》(2015 版) 一部饮片项下阿胶的炮制方法为"捣成碎块"；阿胶珠的炮制方法为"取阿胶，烘软，切成 1cm 左右的丁，照烫法用蛤粉烫至成珠，内无溏心时，取出，筛去蛤粉，放凉"。

【图注】a 图示意正在晾晒的阿胶。b 图为阿井，示意熬制阿胶的水均取自阿井。

白马茎

凡收，当取银色无病白马春月游牝时，力势正强者，生取，阴干百日用。一法：以铜刀破作七片，将生羊血拌蒸半日，晒干，以粗布去毛及干血，剉碎用。

【点评】白马茎即白马阴茎。应于春月趁活动旺盛时从健康强壮的白马割取，通常割取后置阴凉通风处吹干。古法炮制白马阴茎，用铜刀切片，以生羊血拌匀，蒸制半日，晒干，除去毛及干血，剉碎入药。古人认为白马阴茎能补肾阳，益精气。羊血可补血，以羊血拌匀可增强白马阴茎补肾益气的功效；蒸制后，腥气能有所改善；剉碎便于有效成分的煎出。

鹿茸

须茄茸如琥珀红润者良。凡使，先以天灵盖作末，然后锯解鹿茸作片子，以好羊脂拌天灵盖末涂之于鹿茸上，慢火炙之，令内外黄脆了如褐色，用鹿皮一片裹之，安室上一宿，其药魂归也。至明则以慢火焙之令脆，方捣作末用之。每五两鹿茸，用羊脂三两，炙尽为度，茸中有小白虫，视之不见，入人鼻必为颡蛊[①]，药不及也，切不可以鼻嗅。麻勃为之使。

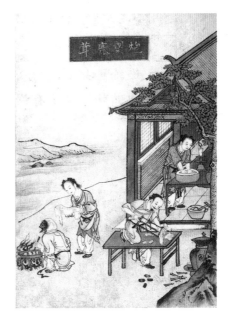

图 12-6 炮制鹿茸

---

① 颡蛊(sǎng gǔ 嗓古)：颡指额，蛊指毒虫、毒气。颡蛊为病症名。

【点评】形状如茄、色泽红润者为血茸，品质更佳。古法炮制鹿茸，取天灵盖粉与羊油拌匀，涂抹于鹿茸片上，用小火炙烤，直至质地酥松，呈褐色为度。然后将鹿茸片包裹于鹿皮中，放置过夜，再以小火焙干至发脆，捣成粉末入药。通常鹿茸与羊油为5∶3的比例。羊油性甘温，羊油涂抹于鹿茸片两侧，一方面能增强鹿茸补肾阳，益精血，强筋骨的功效；另一方面还能为鹿茸片提供保护层，以防鹿茸成分受高温破坏。炙烤之后，茸毛得以去除，鹿茸片质地酥松，再以小火焙干，易于捣碎成粉末。《中国药典》(2015 版)一部鹿茸来源项下初加工为"夏、秋二季锯取鹿茸，经加工后，阴干或烘干"。饮片项下鹿茸片的炮制方法为"取鹿茸，燎去茸毛，刮净，以布带缠绕茸体，自锯口面小孔灌入热白酒，并不断添酒，至润透，或灌酒稍蒸，横切薄片，压平，干燥"；鹿茸粉的炮制方法为"取鹿茸，燎去茸毛，刮净，劈成碎块，研成细粉"。鹿茸现行的炮制品种尚有乳制鹿茸、酒鹿茸。

【图注】图中四人，一人锯截鹿茸成片，一人手捧鹿皮裹着的鹿茸，递给蹲身地上的人再加火炮。室内一人伸手入盆，此乃用羊脂浸泡药物。桌下有杵、白当为捣粉用。

牛胆

腊月黄牛、青牛者良。

【点评】此处并未列明牛胆的炮制方法。指出以农历十二月(腊月)时，取自黄牛、青牛者，品质较好。

牡狗阴茎

六月上伏日取，阴干百日，切片，酥拌炒。

【点评】牡狗阴茎即狗鞭。古人认为，应于农历六月上伏期间割取，置阴凉通风处吹干，切片，以酥油拌匀，炒制入药。酥油拌匀并炒制可缓解狗鞭的腥臭气，并使狗鞭质地酥脆。狗鞭现行的炮制品种尚有(滑石粉)炒狗鞭。

羚羊角

带黄色者，角弯中深锐紧小有挂痕者真；耳边听之，集集鸣者良。凡修事，勿令单用，不复有验。须要不折原对，以绳缚之，将铁锉子锉之，旋旋取用，勿令犯风，锉末尽处，须二重纸裹，恐力散也。锉得了，即单捣，捣尽，背风头重筛过，然后入药中，用免刮人肠也。一说：密裹藏怀中，取出捣易碎。

【点评】古人认为，羚羊角必须成对使用才有疗效。将一对羚羊角绑在一起，用铁锉锉下粉末，一对两支锉下的粉末混匀。因羚羊角粉质地较轻，易随风吹散，锉制过程应注意避风，锉得的羚羊角粉须用纸层层包裹，以免损失而影响疗效。锉得的粉末还应再细细捣碎，于背风处过筛，入药。另有说法称，藏于怀中的羚羊角粉更易捣细。羚羊角难溶于水，磨成细粉者不必煎汤，可直接服用，疗效显著。锉下的羚羊角粉捣碎再过筛可防止服用时刮伤人的消化道内壁。《中国药典》(2015 版)一部羚羊角来源项下初加工为"夏、秋二季锯取羚羊角，经加工后，阴干或烘干"。饮片项下羚羊角镑片的炮制方法为"取羚羊角，置温水中浸泡，捞出，镑片，干燥"；羚羊角粉的炮制方法为"取羚羊角，砸碎，粉碎成细粉"。

犀角

凡使，以黑如漆、黄如栗，上下相透，云头雨脚分明者为上，次用乌黑，肌粗皱坼①裂，光润者良。近人多巧伪，药染汤煮，无所不至，须辨之。凡修治，锉其屑入臼中捣令细，再入钵中研万匝，方入药中用之。一说：入人怀内一宿，易碎。或磨汁入药用。松脂、升麻为之使，恶雷丸、藋菌、乌头、乌喙，忌盐。妊妇勿服，能消胎气。

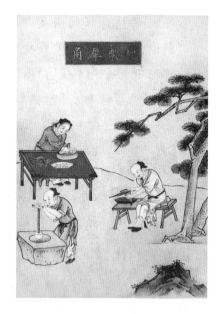

图 12 - 7　炮制犀角

【点评】犀角自古均为名贵中药。古法炮制犀角，用铁锉锉下粉末，再于臼中细细捣碎，于研砵中反复研磨，直至极细，方可入药。另有说法称，藏于人怀中过夜的犀角粉更易捣细。又或加水研磨成混悬液服用。角类中药如以粉状服用，均应反复研细，以防服用时刮伤人的消化道内壁。犀角难溶于水，磨粉服用疗效更为显著。犀牛是"极度濒危"物种，我国已全面禁止野生犀角、虎骨等珍稀濒危动物入药。

【图注】图中三人，右一人用铁锉锉犀角屑，左下一人用杵在臼中捣碎犀角，左上一人在研钵中研磨犀角至极细。

虎骨

胫骨良，头颈骨俱可用。色黄者佳，雄虎者胜。药箭射杀者不可

---

① 坼(chè 彻)：裂开。

入药。其毒浸渍骨血间，能伤人也。制法：并捶碎去髓，涂酥或酒或醋，各随方法，炭火炙黄入药。

【点评】虎骨自古以来便可入药。1996年，虎被国际资源的自然保护联盟宣布为濒危动物，并被列为一类保护动物。我国已全面禁止野生犀角、虎骨等珍稀濒危动物入药。古法炮制虎骨，用重锤捶碎，去除骨髓，以酥油或黄酒或醋涂抹，置炭火上烤黄入药。三种辅料均可降低虎骨的腥味，去除骨髓再烤黄可使蛋白质变性，利于虎骨的保存，以防腐臭。酥油能矫味矫臭，保护虎骨中的活性成分不被高温破坏，且使虎骨酥脆，便于粉碎；黄酒所含的酯类醇香物质也能矫味矫臭，酒性温热，还能增强虎骨舒筋活络，除风祛湿的功效；醋能和腥膻气味的三甲胺类成分结合成盐而去除臭气，也能杀菌防腐。

猪悬蹄

古方有用左蹄甲者，有后蹄甲者，酒浸半日，炙焦用。

【点评】猪悬蹄即猪蹄甲，为猪行走时不着地的后方蹄甲。古人炮制猪蹄甲，以黄酒浸泡半日，再炙烤至焦黄入药。酒浸后火烤，能很好的去除猪蹄甲的腥味，也能使残留的猪毛被烧除。

猪四蹄

母猪者良。

【点评】猪四蹄即猪蹄，此处并未列明炮制方法，通常以鲜品炖服。古人认为，母猪的猪蹄疗效更佳。

猪胆

阴干，汁亦可和药。

【点评】古人采得猪胆，通常阴干后入药，如鲜用，则取胆汁混入中药煎液中服用。古今加工和使用方法基本一致。

猪肚

猪水畜而胃属土，故方药用之补虚，以胃治胃也。

【点评】此处并未列明炮制方法。古人认为猪肚具有补虚的功效。通常以鲜品炖服。

【图注】图中二人在木盆中杀猪，取出猪肚。

麋角

煎胶与鹿角胶同法。取霜，用角水浸七日刮去皮，锉屑，以银瓶盛牛乳浸一日，乳耗再加，至不耗乃止。用油纸密封瓶口，别用大麦铺锅中三寸上安置，再以麦四周填满，入水浸一伏时，水耗旋加，待屑软如面取出，焙研成霜用。

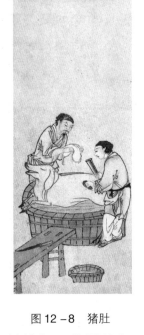

图12-8　猪肚

【点评】古代麋角制胶的方法与鹿角胶相同。制备麋角霜方法为，用水浸泡麋角七日，刮去皮，锉成碎屑，置银制瓶中，加入牛奶浸泡一日，期间不断补充牛奶，直至饱和。再用油纸密封瓶口，埋于装满大麦的锅中，瓶底离锅底三寸，加水浸泡2个小时，期间不断补充水，锅底加热，直至麋角屑软化，取出，焙干，研成霜，入药。牛奶能养血，补虚损，古法炮制使麋角吸满牛奶，能增强麋角补肾壮阳，益血脉的功效；埋于大麦中加热，能使盛麋角屑的银瓶整体受热均匀，麋角屑软化也更均匀。现麋角的炮制方法为镑片，或截断后从中间剖开，以火烤黄，至味微香后，研末入药。

狐阴茎

炙为末，酒服。

【点评】古法炮制狐阴茎，炙烤后，研成粉末，以黄酒送服。炙烤可使狐阴茎的腥臭味得以改善；酒性温热，还能增强狐阴茎温肾壮阳的功效。

獭肝

炙脆研。诸畜肝叶皆有定数，惟獭肝一月一叶，十二月十二叶，其间又有退叶，用之须见形乃可验，不尔多伪也。

【点评】古法炮制獭肝，将其炙烤至质地酥脆，研碎入药。现通常洗净后，焖熟，除去筋膜，切成小块，晾干。

猯①肉

膏油入膏药中，拔湿如神。赵府膏药中用之。

---

① 猯(tuān 湍）：猪獾。

【点评】此处猯肉即猯膏，为猪獾的脂肪油，具有拔湿的功效，古人将其用作膏药的原料之一。

腽肭脐

此物多伪，海中有兽，号曰水乌龙，海人采得，杀之取肾，将入诸处在药中修合，恐有误。其物自殊，有一对，其有两重薄皮裹丸，其内核皮上自有肉黄毛，三茎其一穴，年年阴湿常如新；兼将于睡着犬，蹴足置于犬头，其物惊如狂，即是真也。用酒浸一宿后，以布裹，微微火上炙令香，细剉，单捣用也。以汉椒、樟脑同收则不坏。

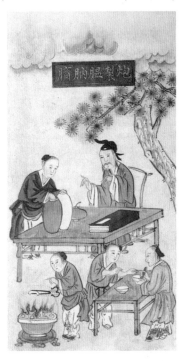

图12-9a　炮制腽肭脐

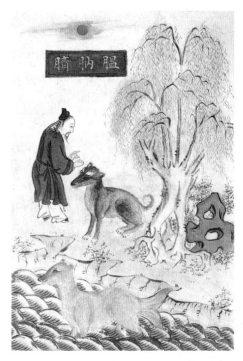

图12-9b　腽肭脐

【点评】腽肭脐即海狗肾。古人炮制海狗肾，先以黄酒浸泡过夜，用布包裹，在小火之上烤香，然后剉细，单独捣成细粉入药。酒性温热，能增强海狗肾温肾壮阳的功效，炙烤则能改善海狗肾的腥味，使其酥脆，易于粉碎。海狗肾现行的炮制品种尚有烫海狗肾。

【图注】a 图中五人，右上老者为指导；左上一人用手扶两酒瓮，示意酒浸；左下一人用火钳夹着药物在火上炙烤。右下两人，一人在捣研药物，其对面一人手捏一丸在指点捣研者。b 图中一人，立于黑狗之旁，水中一狗有鱼尾，纯凭想象，认为海狗为有鱼尾之狗。

禽 部

【点评】禽部药物即为今之动物药来源于禽类者，此处将蝙蝠类哺乳动物也归于其中。均采用焙干或炙干的方法，目的亦为矫味矫臭。

雄雀屎

凡使，勿用雀儿粪，其雀儿口黄未经淫者，粪名雀苏，不入药。雄屎两头尖圆者是。凡采得，先去两畔有附子生者，勿用。钵中研如粉，煎甘草汤浸一宿，倾上清甘草水尽，焙干任用。《日华子》云：凡鸟左翼掩右者是雄，其屎头尖挺直。

【点评】古法炮制雄雀屎，置研砵中研成粉末，用甘草煎汤浸泡过夜，取出，焙干即可入药。应当选用成年雄雀粪便，如雄雀屎旁附有杂物，应去除杂物后方可入药。甘草煎汤浸泡可解毒，矫臭矫味。

伏翼

凡使，要重一斤者，先拭去肉上毛，及去爪肠，留肉翅并嘴脚，以好酒浸一宿，取出，以黄精自然汁五两涂炙至尽，炙干用。一法：止煅存性。近世用者，多煅存性耳。苋、云实为之使。

【点评】伏翼即蝙蝠。古法炮制蝙蝠，选取大只者，去除毛、爪及内脏，用黄酒浸泡过夜，取出，再用黄精绞汁涂匀，炙烤至黄精汁吸尽，再烤干，入药。或煅存性入药，多用此法。以酒浸泡，可矫臭矫味；黄精润肺，能增强蝙蝠止咳化痰的功效。煅存性法亦可起到矫臭矫味的作用，且使蝙蝠易于粉碎。现通常去净毛、爪及内脏，风干或晒干，入药。

【图注】图中四人，右二人合抓一伏翼，去其毛、爪等。左下一人在盆中拌和，旁有酒瓮，可能是用酒浸。左上一人在火上烤炙伏翼。

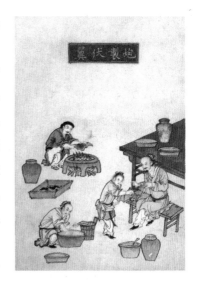

图 13-1　炮制伏翼

天鼠屎

即伏翼粪，《方言》名天鼠尔。一名夜明砂。凡采得，以水淘去灰土恶气，取细砂晒干，焙用，其砂乃蚊蚋①眼也。恶白敛、白薇。

【点评】天鼠屎即夜明砂，为蝙蝠的粪便。古法炮制夜明砂，主要采用净制法。先用水淘洗干净，去除尘土与臭味，再晒干，焙后入药。

【图注】图中房屋之下，一人蹲身捡拾物品，身旁放一箩筐；一儿童雀跃指向空中飞翔的天鼠，示意捡拾之物乃天鼠之屎。

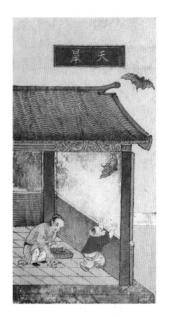

图 13-2　天鼠

---

① 蚋(ruì 瑞)：吸血的一种小昆虫。

虫鱼部

【点评】虫鱼部药物即为今之动物药来源于昆虫、环节动物、节肢动物、贝类、鱼类、爬行动物等。常采用焙干、炙干或炒制的方法，主要目的为矫味矫臭，增效减毒。

石蜜

凡炼蜜只得十二两半是数，若火少火过并用不得。凡炼蜜，每斤入水四两，银石器内以桑柴火慢炼，掠去浮沫，至滴水成珠不散乃用，谓之"水火炼法"。又法：以器盛，置重汤中煮一日，候滴水不散取用，更不伤火。

【点评】石蜜即蜂蜜。古人炼蜜，加入四分之一量的水，置银器或石器内，慢火炼制，掠去表面的浮沫，炼至蜜滴入水中不散为度，称为"水火炼法"。也有隔水煮一日的方法，同样以炼至蜜滴入水中不散为度。生蜜性凉，能清热；熟蜜具有调和药性的作用，是常用的液体炮制辅料之一，能增强药物疗效或起解毒、缓和药性的作用。熟蜜也

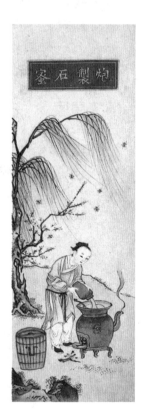

图 14-1 炮制石蜜

是制作大蜜丸等成药的辅料之一。炼制成熟蜜后，蜂蜜中的水分减少约20%，黏稠度显著提高，其中的微生物与酶被破坏，利于储存与使用。古代的炼蜜方法沿用至今。《中国药典》(2015版)一部蜂蜜来源项下初加工为"春至秋季采收，滤过"。现熟蜜通常指蜜蜂采花蜜后，将其装到巢房中，经蜜蜂反复酿造多日，双糖充分转化为单糖，葡萄糖和果糖总的含量较高的蜂蜜。为与此"熟蜜"相区别，古法记载的炼制成熟的蜜通常称为"炼蜜"。

【图注】图中一人倾蜜入锅中煎炼。背景为桃花杨柳，蜜蜂翻飞。

蜜蜡

蜡乃蜜脾底也。取蜜后炼过，滤入水中，候凝取之，色黄者名"黄蜡"，煎炼极净色白者名"白蜡"。一说："新则白，久则黄"，非也。与今时所用虫造白蜡不同。恶芜花、齐蛤。

【点评】古法炮制蜜蜡，取去除蜂蜜后的蜂巢，熔化炼制，滤入水中，待凝结后即为蜜蜡。色黄的蜜蜡称为"黄蜡"。黄蜡经熬制、净化、脱色，可得白蜡。古今炮制方法一致。

【图注】图中三人，一人在取树上之蜡，为虫白蜡。下方有二人，一人在熬制蜡，一人在烧火，旁有二盆，示意滤入水中，待凝结后即为虫造白蜡。

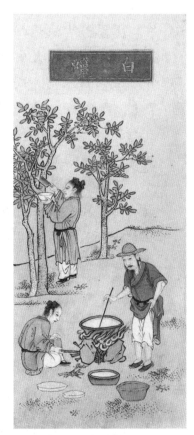

图 14-2　白蜡

牡蛎

左顾者良。东流水入盐一两，煮一伏时后，入火中烧令通赤，然后入钵中研如粉用也。一法：火煅醋淬七次，研极细，如飞面。贝母为之使，得甘草、牛膝、远志、蛇床子良，恶麻黄、辛夷、吴茱萸，伏硇砂。

【点评】古法炮制牡蛎，用盐水浸煮2个小时，再在火中烧至通红，置研砵中研成细粉入药。或用火煅醋淬，反复7次，研成极细粉入药。牡蛎壳质地如矿物药，为使其酥松，有效成分易于溶出，也常采用反复火煅醋淬的方法。

【图注】图中三人，右下一人在舀流动之水，左一人在用称盘(示意须定量)往锅中倒盐，示意用盐水煮药物。右上一人在用研钵研粉。

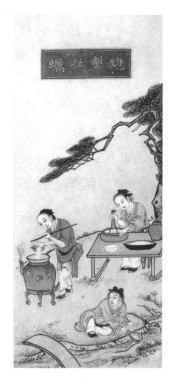

图14-3 炮制牡蛎

珍珠

于臼中捣令细，以绢罗重重筛过，却便研二万下了用，不细则伤人脏腑。凡使，要不伤破及钻透者可用也。一法：入豆腐内蒸，易碎。入目生用，不用蒸，依上法为是。

【点评】古人炮制珍珠，将其置于臼中捣成细粉，用绢筛过，再反复研磨多次，直至成极细粉，方可入药。或置豆腐内蒸制，更易捣碎。并指出，眼科当用生品研粉。珍珠不溶于水，成极细粉后，有效成分易于溶出；珍珠硬度偏大，置豆腐内蒸制，能使其硬度降低，易于粉碎。豆腐制珍珠沿用至今。《中国药典》（2015版）一部珍珠来源项下初加工为"自动物体内取出，洗净，干燥"。饮片项下珍珠的炮制方法为"洗净，晾干"；珍珠粉的炮制方法为"取净珍珠，碾细，照水飞法制成最细粉"。珍珠现行的炮制品种尚有煅珍珠。

玳瑁

入药生用，以其性味全也。既经阳火，即不堪用，与生、熟犀角义同。

【点评】古人认为，玳瑁入药必须生用，间接或直接加热均会使其功效丧失。玳瑁性寒，具有平肝定惊，清热解毒的功效，受热会使药性改变，影响功效。现观点有所改变，通常镑丝入药，也有经过炒制的（滑石粉）制玳瑁。

桑螵蛸

凡使，勿用诸杂树上生者，不入药中用。须桑树畔枝上者，采得去核子，用沸浆水浸淘七遍，令水遍沸，于瓷锅中熬令干，用。勿乱别修事，却无效也。得龙骨止精，畏旋复花、戴椹。

【点评】古人认为，桑螵蛸只能用取自桑树上者。采得后，去除中间包裹的树枝，用沸腾的酸浆水浸泡淘洗7次，再置瓷锅中熬干。并认为，仅此炮制方法可用。沸腾的酸浆水反复浸泡淘洗，

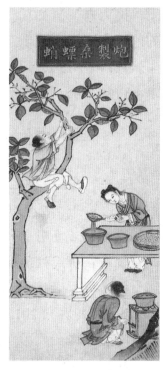

图14-4　炮制桑螵蛸

一方面可杀死桑螵蛸中的虫卵，便于入药；另一方面，浆水中含多种微生物及其酸性代谢产物，可增强桑螵蛸固精缩尿的功效。《中国药典》(2015 版)一部桑螵蛸来源项下初加工为"深秋至次春收集，除去杂质，蒸至虫卵死后，干燥"。饮片项下炮制方法为"除去杂质，蒸透，干燥。用时剪碎"。桑螵蛸现行的炮制品种尚有炒桑螵蛸、盐桑螵蛸、酒桑螵蛸。

【图注】图中三人，树上一人在采集桑螵蛸。右上一人用漏勺浸淘桑螵蛸，右下一人在煮熬药物。

石决明

即珍珠母也，七九孔者良。先去上粗皮，用盐并东流水于大瓷器中煮一伏时了，漉出拭干，捣为末，研如粉。更用东流水于瓷器中，如此淘之三度，待干，再研一万匝，方入药中用。凡修事五两，以盐半分则取。服之十两，永不得食山桃，令人丧目也。

【点评】古人炮制石决明，先去除表面的粗皮，置瓷锅中用淡盐水煮 2 个小时，取出，擦干，研成粉末。再用水淘洗 3 次，晾干，反复研磨直至成极细粉。盐水煮可使石决明中的有机质被破坏，剩下无机质在研成极细粉的情况下，可更好的发挥功效。盐水还能去除石决明的腥气。《中国药典》(2015 版)一部石决明来源项下初加工为"夏、秋二季捕捞，去肉，洗净，干燥"。饮片项下石决明的炮制方法为"除去杂质，洗净，

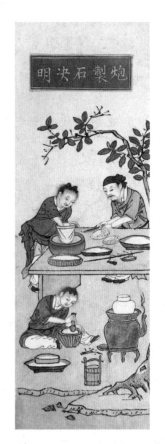

图 14-5　炮制石决明

干燥，碾碎"；煅石决明的炮制方法为"取净石决明，照明煅法煅至酥脆"。石决明现行的炮制品种尚有盐石决明。

【图注】图中三人，右上一人用小刀去石决明表面粗皮。右下炉上有白瓷容器，示意石决明须用此容器煮过。左下一人在捣研本品，其旁有筛箩及盆，示意药物须过筛。右上一人左手持布袋，右手在袋中淘洗药物。桌上放有药戥。

海蛤

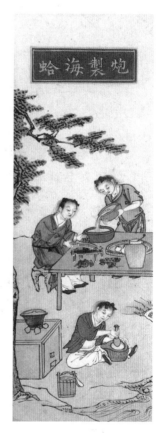

此即鲜蛤子，雁食后，粪中出。有文彩者为文蛤，无文彩者为海蛤。乡人多将海岸边烂蛤壳被风涛打磨莹滑者伪作之。凡修事一两，于浆水中煮一伏时后，却以地骨皮、柏叶各二两，又煮一伏时后，于东流水中淘三遍，拭干，细捣，研如粉用。蜀漆为之使，畏狗胆、甘遂、芫花。

【点评】海蛤即蛤壳。古人炮制蛤壳，先用酸浆水煮2个小时，加入各两倍量的地骨皮和侧柏叶，再煮2个小时，淘洗3遍，擦干，捣碎，研成细粉入药。浆水中含多种微生物及其酸性代谢产物，起到矫味矫臭的作用；地骨皮和侧柏叶共煮，能增强蛤壳清肺化痰，止嗽的功效。蛤壳不溶于水，研成细粉能促进煎煮时有效成分的溶出，更好的发挥疗效。蛤壳现行的炮制品种尚有煅蛤壳。

图14-6　炮制海蛤

【图注】图中三人，左下有炉灶，示意药物须经煮过，右下有流水，示意须用流水淘洗。下方一人在捣碎药物。左上一人在切制和海蛤同煮时所需的草药辅料（地骨皮、侧柏叶）。右上一人在向盆中倾倒液体，当为淘洗研磨后的海蛤。

文蛤

修事法同海蛤。

【点评】文蛤也作蛤壳入药。炮制方法与海蛤相同。

蠡鱼

俗名乌鱼，亦名黑鱼。诸鱼中惟此胆甘可食。

【点评】蠡鱼即乌鳢，又名鳢鱼。此处并未列明炮制方法。通常取鲜品炖煮或烤后食用。

鲫鱼

子，不宜与猪肉同食。同沙糖食生疳虫，同芥菜食成肿疾，同猪肝、鸡肉、雉肉、鹿肉、猴肉食生痈疽，同麦门冬食害人。

【点评】此处并未列明炮制方法。主要列出了鲫鱼子和鲫鱼的饮食搭配禁忌。现通常取鲜品炖煮后食用。

猬皮

作猪蹄者妙，鼠脚者次。炙脆研用。

【点评】猬皮即刺猬皮。古法炮制刺猬皮，炙烤至酥脆后，研成粉末入药。炙烤之后，刺猬皮上的刺枯焦弯曲，整体酥脆，利用研碎；此外，炙烤可去除刺猬皮的腥气，并产生焦香味。刺猬皮现行的炮制品种尚有(滑石粉)制刺猬皮、炒刺猬皮。

露蜂房

治痈肿，醋水调涂；治疮，煎洗；入药，炙用。恶干姜、丹参、黄芩、芍药、牡蛎。

【点评】露蜂房即蜂房。因用法的不同，古人有不同的炮制方法。外用治疗痈肿时，以醋调匀涂抹；治疗疮疡时，煎煮，以煎液洗患处；内服则炙烤后使用。蜂房能攻毒消肿，配合具有收敛作用的醋，治疗痈肿的功效得以增强；炙烤后，蜂房中残留的酶

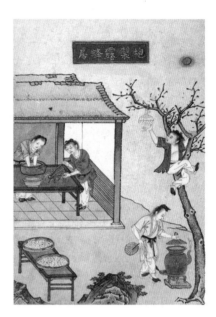

图 14-7 炮制露蜂房

和微生物被灭活，毒性降低，可供内服。蜂房油为蜂房的活性成分之一，现外科用药时，以蜂房煎液外洗沿用古法，又有研末以油调敷的方法。《中国药典》(2015 版)一部蜂房来源项下初加工为"秋、冬二季采收，晒干，或略蒸，除去死蜂死蛹，晒干"。饮片项下炮制方法为"除去杂质，剪块"。蜂房现行的炮制品种尚有炒蜂房、蜂房炭、酒蜂房。

【图注】图中四人，右上一人攀树采集露蜂房，其下一人在照看锅中所煮之物。屋中右一人用铡刀切药，左一人双手在盆中淘药。左下有晒药匾，背景为红日高照，示意药物须经日晒。

蝉蜕

用沸汤洗净泥土，去头、足、翅用。攻毒全用。

【点评】古法炮制蝉蜕通常采用净制法，以沸水洗净蝉蜕上的泥土，去除头、足后入药。如用于攻毒，则不去头、足。古人使用昆虫类药物，通常会除去头、足、翅，蝉蜕也依据此法。蝉蜕其实并无翅。现代研究表明，蝉蜕去头足与否疗效并无显著差异，故通常净制即可，未规定去头、足。《中国药典》（2015版）一部蝉蜕来源项下初加工为"夏、秋二季收集，除去泥沙，晒干"。饮片项下炮制方法为"除去杂质，洗净，干燥"。

乌贼鱼骨

凡使，要上纹顺浑，用血卤作水浸并煮一伏时了，漉出，于屋下掘一地坑，可盛得前件乌贼骨多少，先烧坑子，去炭灰了，盛药一宿，至明取出，用之，其效倍多。恶白芨、白敛、附子。

【点评】乌贼鱼骨即海螵蛸。古法炮制海螵蛸，选纹理顺且粗糙者，用血浸泡煎煮2个小时，取出，于地下挖深坑，火烧深坑，去除残余的炭灰，将海螵蛸置于坑中，过夜，取出入药，可使疗效加倍。海螵蛸为收敛止血药，质地松泡，用血浸泡煎煮可让海螵蛸吸收血于空隙之中，目的是以血补血，增强海螵蛸收敛止血的功效。置炭火烧过的坑中过夜，效果与煨法相似而火力更轻，使海螵蛸恢复酥脆的质地，易于粉碎，疗效进一步增强。《中国药典》（2015

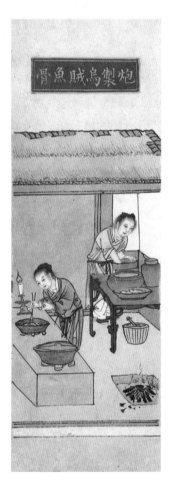

图14-8　炮制乌贼鱼骨

版)一部海螵蛸来源项下初加工为"收集乌贼鱼的骨状内壳，洗净，干燥"。饮片项下炮制方法为"除去杂质，洗净，干燥，砸成小块"。海螵蛸现行的炮制品种尚有炒海螵蛸、醋海螵蛸。

【图注】图中二人，右一人做拌和状，示意用血卤浸药。左下有灶台，灶的顶端有锅一口，示意药物须煮过。右下有地坑，坑中有炭火，按雷公法须将乌贼鱼骨放入此坑中。亦可炙黄用之，左一人在锅中炮炙乌贼鱼骨。

原蚕蛾

炒，去翅、足用。

【点评】古法炮制原蚕蛾，炒制后，去翅和足入药。炒制之后，原蚕蛾蛋白质变性，利于储存，不易变质。去翅去足，是古代昆虫类药物常用的加工方法。现代研究表明，多种虫类药物翅和足的有效成分含量较低，重金属及有害元素含量较高。

蚕退

近世医家多用蚕退纸，而东方诸医用蚕欲老眠起所蜕皮，虽二者之用各殊，然东人所用者为正，用之当微炒。

【点评】蚕退即蚕蜕。蚕在生命周期蜕皮 3～4 次。古人认为，以最后一次的蚕蜕功效最好。蚕蜕微炒后入药。炒制后蚕蜕的蛋白质变性，水分降低，利于储存，炒制还能矫味矫臭。

白僵蚕

凡使，除丝绵并子尽，以糯米泔浸一宿，待蚕桑涎出如蜗牛涎浮于水面上，然后漉出，微火焙干，以布净拭蚕上黄肉毛并黑口甲了，单捣，筛如粉用也。白而直，折开如沥青色者佳。恶桔梗、茯苓、茯神、萆薢、桑螵蛸。

【点评】白僵蚕即僵蚕。古法炮制僵蚕，先净制，除去丝绵及粪便等杂质，用糯米的淘米水浸泡过夜，直至淘米水表面出现黏液，取出，小火焙干，擦去蚕表皮的毛和口部黑色甲，单独捣成细粉，入药。僵蚕表面残存白僵菌，以糯米的淘米水浸泡，能有效去除白僵菌。微火焙干，使蛋白质变性，利于储存；还能矫正僵蚕的腥臭之气；同时，焙干后，僵蚕更便于捣成细粉。现炮制方法有所不同。《中国药典》(2015版)一部僵蚕来源项下初加工为"多于春、秋季生产，将感染白僵菌病死的蚕干燥"。饮片项下僵蚕的炮制方法为"淘洗后干燥，除去杂质"；(麸)炒僵蚕的炮制方法为"取净僵蚕，照麸炒法炒至表面黄色"。僵蚕现行的炮制品种尚有(清)炒僵蚕、姜制僵蚕、酒制僵蚕、甘草水制僵蚕。

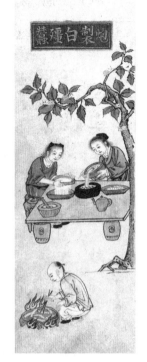

图14-9　炮制白僵蚕

【图注】图中三人，右上一人，向盆中倾倒液体，当为糯米淘米水，用于浸泡白僵蚕。下方一人在用火焙干药物。左上一人在用筛筛取细粉，其旁有研钵一个，示意筛前须经研磨。

蛞蝓

即蜒蚰也。畏盐。

【点评】此处并未列明炮制方法。蛞蝓体内含一种特殊的凝集素——唾液酸，受热或遇盐均易产生蛋白质变性而失活，故常生用。

蜗牛

此即负壳蜓蚰也。生研服，入药炒用。畏盐。

【点评】蜗牛生品研末服用；也有炒过入药者。蜗牛现行的炮制品种尚有煅蜗牛，煅法以用壳为主。

䗪虫

即俗名地鳖也，生人家墙壁下，土中湿处。治伤寒损续绝及消疟母，为必须之药也，能行瘀血。畏皂荚、菖蒲、屋游。

【点评】此处并未列明炮制方法。䗪虫现行的炮制品种尚有炒䗪虫、酒䗪虫、酥制䗪虫。

青鱼胆

鲜者可煮服，干者用醋及水磨用。

【点评】古人使用青鱼胆，鲜品直接取胆汁煎煮服用；干品用醋和水研磨成溶液入药。青鱼胆能清热解毒，明目退翳，干燥后溶解缓慢，如加入醋和水研磨，酸性的醋酸和碱性的胆汁生成盐，易溶于水，从而加速溶液的制备和有效成分的溶出。

鳖甲

七九肋者良。醋炙透焦，研细，再拌醋，瓦上焙干，再研如飞面。恶矾石、理石。

【点评】古法炮制鳖甲采用醋炙法，醋炙至焦透后，研细，再加入醋拌匀，焙干后研成极细粉，入药。醋能矫味矫臭，还能增强鳖甲软坚散结的功效。醋制鳖甲方法沿用至今，方式有所改变。《中国药典》(2015 版)一部鳖甲来源项下初加工为"全年均可捕捉，以秋、冬二季为多，捕捉后杀死，置沸水中烫至背甲上的硬皮能剥落时，取出，剥取背甲，除去残肉，晒干"。饮片项下鳖甲的炮

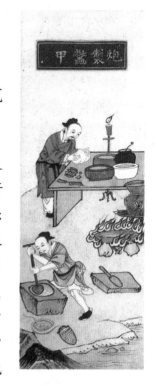

图 14 -10　炮制鳖甲

制方法为"置蒸锅内，沸水蒸 45 分钟，取出，放入热水中，立即用硬刷除去皮肉，洗净，干燥"；醋鳖甲的炮制方法为"取净鳖甲，照烫法用砂烫至表面淡黄色，取出，醋淬，干燥。用时捣碎"。鳖甲现行的炮制品种尚有制鳖甲。

【图注】图中二人，上方一人包裹鳖甲，桌上有盆和罐，示意用醋炙，其下有简易灶，示意焙干。下方一人正在杵捣研磨药物。

蝎

形紧小者良。酒洗净，炙干，研。

【点评】蝎即全蝎。古法炮制全蝎，用黄酒洗净，炙烤干燥，研碎，入药。黄酒洗可去除全蝎的腥气，炙干则利于研碎。《中

国药典》(2015 版)一部全蝎来源项下初加工为"春末至秋初捕捉，除去泥沙，置沸水或沸盐水中，煮至全身僵硬，捞出，置通风处，阴干"。饮片项下炮制方法为"除去杂质，洗净，干燥"。全蝎现行的炮制品种尚有(薄荷)制全蝎。

蟾酥

端午日取虾蟆眉脂。其法：取大虾蟆，用蛤蜊壳未离带者，合虾蟆眉上用力一捻，则酥出于壳内，收在油明纸上干，收贮用。虾蟆放去而酥复生，仍活。

【点评】此处主要描述蟾酥的采集方法。古人妙用蛤蜊壳，将两瓣未分离的蛤蜊壳，略张开夹住蟾蜍耳后腺，用力捏，则白色浆液挤出，留存于蛤蜊壳内，将取出的浆液置油纸上干燥，得蟾酥。现通常用金属夹挤压蟾蜍耳后腺，用容器接住白色浆液；或用竹夹钳或铜镊刮取白色浆液。除耳后腺外，蟾蜍背部的皮肤腺也可刮取。《中国药典》(2015 版)一部蟾酥来源项下初加工为"多于夏、秋二季捕捉蟾蜍，洗净，挤取耳后腺和皮肤腺的白色浆液，加工，干燥"。饮片项下蟾酥粉的炮制方法为"取蟾酥，捣碎，加白酒浸渍，时常搅动至呈稠膏状，干燥，粉碎。每10kg蟾酥，用白酒20kg"。蟾酥现行的炮制品种尚有乳蟾酥。

鼠粪

牡鼠者良，其粪两头尖。

【点评】此处并未列明炮制方法。古人认为，雄鼠的粪便两头尖，疗效更佳。

蚺蛇胆

人多以猪胆、虎胆伪为之。试法：剔取粟许着净水中，浮游水上回旋行走者为真，伪者亦走，但迟耳。其径沉者，诸胆血也。勿多着，亦沉散也。

【点评】此处并未列明炮制方法。古代蚺蛇胆伪品较多，人们常以形体较大的猪胆、虎胆伪充。可通过水试法鉴别，取一粒小米大小的蚺蛇胆，置干净水中，正品浮游水面，回旋行走；伪品也能行走，但速度明显较慢，如直接沉底的，是其他物种的胆伪充者。

蛇蜕

凡使，勿用青、黄、苍色者，要用白如银色者。凡欲使，先于屋下以地掘一坑，可深一尺二寸，安蛇皮于中一宿，至卯时出，用醋浸一时，于火上炙干用之。得火良，畏磁石及酒。

【点评】古人认为，蛇蜕入药当选色白者。古法炮制蛇蜕，在地下挖深坑，将蛇蜕置坑中，过夜，早上5~7点取出，用醋浸泡一段时间，在火上烤干，入

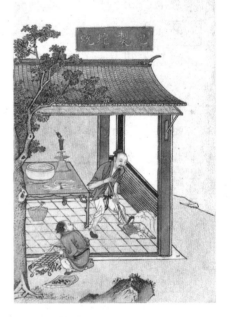

图14-11 炮制蛇蜕

药。置于地下坑中过夜，可使蛇蜕在室温下吸收地下的湿气而回软，醋浸时能较好的吸收醋中的各种成分。醋不仅能矫味矫臭，

还能增强蛇蜕入肝经的效果，使疗效增强。火上烤干后，利于粉碎和储存。《中国药典》(2015 版) 一部蛇蜕来源项下初加工为"春末夏初或冬初收集，除去泥沙，干燥"。饮片项下蛇蜕的炮制方法为"除去杂质，切段"；酒蛇蜕的炮制方法为"取净蛇蜕，切段，照酒炙法炒干。每 100kg 蛇蜕，用黄酒 15kg"。蛇蜕现行的炮制品种尚有酒蛇蜕、甘草水制蛇蜕、蛇蜕炭、蜜蛇蜕。

【图注】图中二人，右一人在屋内掘坑，安蛇蜕于其中。桌上有容器一个，容器中盛浸蛇蜕所用之醋。醋浸后须用火炙干，故图左下一人在石块架起的铁网上用小火炙干蛇蜕。

白颈蚯蚓

凡使，收得后用糯米水浸一宿，至明漉出，以无灰酒浸一日，至夜漉出，晒令干后，细切，取蜀椒并糯米及切了蚯蚓，三件同熬之，待糯米熟，去米、椒了，拣净用之。凡修事二两，糯米一分，椒一分为准。畏葱、盐。

【点评】白颈蚯蚓即广地龙。古法炮制广地龙，用糯米水浸泡过夜，滤出，再用无渣的黄酒浸泡一整天，至夜晚取出，之后再晒干，切细，加入花椒、糯米一同熬煮，至糯米熟，拣出广地龙，

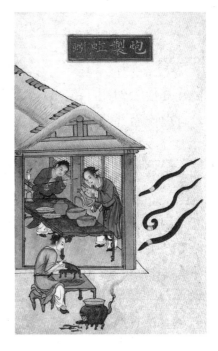

图 14-12　炮制蚯蚓

即可入药。通常每 100g 广地龙用糯米、花椒各 0.5g。以糯米水浸泡，能吸附广地龙表面的油脂和杂质；以黄酒浸泡，能使广地龙的腥气得到改善，矫味矫臭。最后再和花椒、糯米一同熬煮，

糯米能吸附残余的广地龙内脏和油脂；花椒能进一步改善广地龙的腥气，并起到防腐、防霉变的作用。《中国药典》(2015版)一部地龙来源项下初加工为"广地龙春季至秋季捕捉，及时剖开腹部，除去内脏和泥沙，洗净，晒干或低温干燥"。饮片项下炮制方法为"除去杂质，洗净，切段，干燥"。广地龙现行的炮制品种尚有酒地龙、炒地龙、制地龙、甘草水制地龙。

【图注】图中三人，屋中右一人，持酒壶向盆中倾酒，示意药物须经酒浸。左上一人在用药戥称药，示意炮制蚯蚓须用一定比例的糯米和蜀椒。左下有一炉，用于焙干药物，另有一人用铡刀切制蚯蚓。

蜈蚣

凡使，勿用千足虫，真似，只是头上有白肉而并嘴尖，若误用并闻着腥臭气入顶，致死。凡治蜈蚣，先以蜈蚣木末，不然用柳蚛①末于土器中炒令木末焦黑后，去木末了，用竹刀刮去足甲了。用蜈蚣木不知是何木也，今人惟以火炙，去头足用。或去尾足，以薄荷叶火煨用之。畏蛞蝓、蜘蛛、白盐、鸡屎、桑白皮。

【点评】古法炮制蜈蚣，用蜈蚣木的木末或柳树虫蛀的木末在陶器中炒制，直至木末焦黑，取出蜈

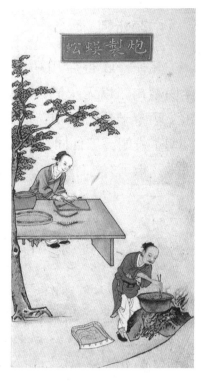

图14-13 炮制蜈蚣

---

① 蚛(zhòng 众)：被虫咬残，虫蛀。

蚣，用竹刀刮去足甲，即可入药。然而蜈蚣木是何木未有流传，故古人后采用火灸法，将蜈蚣灸烤后，除去头足，入药；或去尾和足，用薄荷叶包裹煨熟，入药。用木末同炒的方法，可吸附蜈蚣的部分有毒物质，使毒性降低。不论炒制还是之后的火灸、煨法，都能通过加热使蜈蚣的蛋白质变性，既能矫味矫臭，又能便于储存，防腐，防霉变。以薄荷包裹煨熟能改善蜈蚣腥气。《中国药典》(2015版)一部蜈蚣来源项下初加工为"春、夏二季捕捉，用竹片插入头尾，绷直，干燥"。饮片项下炮制方法为"去竹片，洗净，微火焙黄，剪段"。蜈蚣现行的炮制品种尚有酒蜈蚣。

【图注】图中二人，右下一人在锅中炒制蜈蚣。旁边地上有一撮箕，内有黄色末，当为木末或柳树虫蛀的木末。左上一人在案板上用刀刮去蜈蚣足甲。

蛤蚧

凡使，须认雄雌。若雄为蛤，皮粗口大身小尾粗；雌为蚧，口尖身大尾小。男服雌，女服雄。凡修事服之，其毒在眼，须去眼及去甲上、尾上、腹上肉毛，以酒浸，方干，用纸两重于火上缓隔纸焙炙，待两重纸干焦透后，去纸取蛤蚧，于瓷器中盛，于东舍角畔悬一宿，取用，力可十倍。勿伤尾，效在尾也。一云：只含少许，急奔百步，不喘者真。

【点评】古人认为，蛤蚧以雄为蛤，雌为蚧，应根据服药者的性别

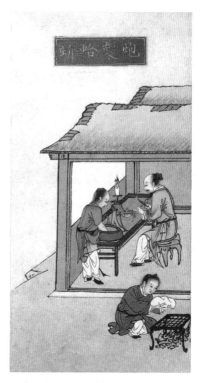

图14-14　炮制蛤蚧

区别使用。古法炮制蛤蚧，要去除眼，认为眼有毒；还要去除表皮的肉毛，以免服药时刺激咽喉，此处肉毛，应指蛤蚧皮肤表面的细鳞。之后黄酒浸泡，取出，晾干，隔两层纸在小火上焙，直至纸焦透。再取蛤蚧置瓷器中，悬挂于房屋东面过夜，疗效可倍增。并认为，蛤蚧的疗效主要由尾部产生。现蛤蚧采收加工方法也要求去除有毒的眼珠。蛤蚧腥臭味较重，以黄酒浸泡，能有效的去除腥臭味，起到矫味矫臭的作用。隔纸小火焙干，目的是使蛤蚧能干燥，蛋白质变性，又不至于高温破坏其有效成分。房屋东面悬挂过夜，能使焙干的蛤蚧吸收夜露，质地能略微软化。蛤蚧的生殖器官生长于尾部，自古就有尾部为功效产生的主要部位之说，由此可推测，蛤蚧的活性或与其所含的性激素类成分有关。《中国药典》(2015 版)一部蛤蚧来源项下初加工为"全年均可捕捉，除去内脏，拭净，用竹片撑开，使全体扁平顺直，低温干燥"。饮片项下蛤蚧的炮制方法为"除去鳞片及头足，切成小块"；酒蛤蚧的炮制方法为"取蛤蚧块，用黄酒浸润后，烘干"。蛤蚧现行的炮制品种尚有制蛤蚧、酥蛤蚧。

【图注】图中三人，屋中右一人在去掉蛤蚧非药用部分。左一人双手浸入盆中，示意用酒浸蛤蚧。屋外一人用纸包蛤蚧，放在一特制的铁网架上炙干。

水蛭

极难修制，须细剉后，用微火炒令色黄乃熟，不尔，入腹生子为害。一法：采得，以篛竹筒盛待干，用米泔浸一夜，曝干，展其身，看腹中有子皆去之，以冬猪脂煎令焦黄，然后用。畏石灰、食盐。

【点评】古人认为水蛭的炮制程度极难掌握，既要令其熟，又不可过热破坏其活性成分。古法炮制水蛭，先剉细，用小火炒至黄色即已炒熟，未熟的水蛭服用后，可能有水蛭卵在人的腹中孵化，十分危险。或者用竹筒盛装水蛭，晾干，再用米泔水浸泡过夜，晒干，将水蛭腹部展开，看腹中是否有水蛭卵残留，如有，则清除干净，用猪油炸至焦黄，即可入药。炒熟或用猪油炸熟，均可矫味矫臭，使水蛭的蛋白质变性，水蛭卵被杀死，保证用药安全性和疗效。此法沿用至今。米泔水浸泡能吸附水蛭的杂质。《中国药典》(2015 版)一部水蛭来源项下初加工为"夏、秋二季捕捉，用沸水烫死，晒干或低温干燥"。饮片项下水蛭的炮制方法为"洗净，切段，干燥"；烫水蛭的炮制方法为"取净水蛭段，照烫法用滑石粉烫至微鼓起"。水蛭现行的炮制品种尚有米制水蛭、油制水蛭。

斑蝥

入药除翼、足，以糯米拌炒，米黄黑色，去米取用。生用吐泻人。一法：用麸炒过，醋煮用。马刀为之使。畏巴豆、丹参、空青，恶肤青、甘草、豆花。斑蝥、芫青、亭长、地胆之毒，靛汁、黄连、黑豆、葱、茶皆能解之。

【点评】古法炮制斑蝥，去除足和翅后，用糯米拌炒，炒至米黄黑色，取出，入药。或用麸炒后，以醋煮，入药。斑蝥有大毒，生品多为外用，内服易导致中毒。米炒之后，斑蝥毒性显著较低，且能矫味矫臭，可内服。斑蝥素为斑蝥的主要活性成分和毒性成分，米炒可控制斑蝥的炮制温度，使斑蝥受热均匀，斑蝥素部分

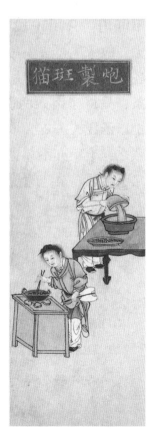

图 14-15　炮制斑猫

升华，从而降低毒性，同时能保证疗效。米炒斑蝥的炮制方法沿用至今。《中国药典》(2015 版)一部斑蝥来源项下初加工为"夏、秋二季捕捉，闷死或烫死，晒干"。饮片项下生斑蝥的炮制方法为"除去杂质"；米斑蝥的炮制方法为"取净斑蝥与米拌炒，至米呈黄棕色，取出，除去头、翅、足。每 100kg 斑蝥，用米 20kg"。斑蝥现行的炮制品种尚有甘草糯米制斑蝥。

【图注】图中二人，一人倾米入盆，一人在炉上炒制斑蝥。

白花蛇

一云：去头尾各一尺，有大毒，不可用，只用中段。一云：黔蛇长大，故头尾可去一尺，蕲蛇止可头尾各去三寸，亦有单用头尾者，大蛇一条，只得净肉四两而已。久留易蛀，惟以汤浸，去皮骨取肉，炙过，蜜封藏之，十年亦不坏也。其骨刺须远弃之，伤人，毒与生者同也。凡酒浸，春秋三宿，夏一宿，冬五宿，取出炭火焙干，如此三次，以砂瓶盛，埋地中一宿出。得酒良。

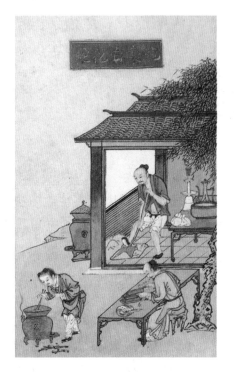

图 14-16　炮制白花蛇

【点评】白花蛇即蕲蛇。古人用蕲蛇，去头和尾各约 30cm，只取中段入药。也有认为贵州产蕲蛇长大，头尾可各去 30cm，湖北蕲州产蕲蛇体型较小，头尾各去约 10cm 即可。蕲蛇生品易被虫蛀。古法炮制蕲蛇，用热水浸泡，去皮和骨，取肉，炙烤后，密封储存，可大幅延长保质期，十年不坏。也有用黄酒浸泡者，春秋浸泡三夜，夏季一夜，冬季五夜，取出，用炭火焙干，反复3次，盛于砂瓶之中，埋于地下，过夜，即可入药。蕲蛇头部上腭有管状毒牙，毒性极强，尾部有生殖器官，去除头尾能保障用药安全性和疗效。热水浸泡，利于皮、骨和肉的分离；炙过的蕲蛇肉，蛋白质变性，更利于储存和矫味矫臭。酒浸泡蕲蛇，也可矫味矫臭，酒性温热，能增强蕲蛇祛风通络的功效。古法中记载的单用头尾者，目的是取蛇毒或蛇鞭的功效。现通常去头，保留尾部。《中国药典》(2015版)一部蕲蛇来源项下初加工为"多于夏、秋二季捕捉，剖开蛇腹，除去内脏，洗净，用竹片撑开腹部，盘成圆盘状，干燥后拆除竹片"。饮片项下蕲蛇的炮制方法为"去头、鳞，切成寸段"；蕲蛇肉的炮制方法为"去头，用黄酒润透后，除去鳞、骨，干燥"；酒蕲蛇的炮制方法为"取净蕲蛇段，照酒炙法炒干。每100kg蕲蛇，用黄酒20kg"。

【图注】图中三人，右下一人坐于案前用铡刀切药物。左下一人在炉灶上焙药。屋内一人正在掘坑，以便藏白花蛇于其中，过一宿再焙干。屋外有一炉，上为一加盖之锅，示意药物还须再煮。

乌蛇

制同上法。

【点评】乌蛇即乌梢蛇。炮制方法同蕲蛇。乌梢蛇无毒。《中国药典》(2015版)一部乌梢蛇来源项下初加工为"多于夏、秋二季捕捉，剖开腹部或先剥皮留头尾，除去内脏，盘成圆盘状，干燥"。饮片项下乌梢蛇的炮制方法为"去头及鳞片，切寸段"；乌梢蛇肉的炮制方法为"去头及鳞片后，用黄酒闷透，除去皮骨，干燥"；酒乌梢蛇的炮制方法为"取净乌梢蛇段，照酒炙法炒干。

每100kg乌梢蛇，用黄酒20kg"。

蛴螬

五月五日取，蒸，藏之。临用当炙，勿置水中，令人吐。

【点评】古法炮制蛴螬，于五月初五捕捉，蒸熟后，储存，临用前炙烤，入药。古人认为，蛴螬不可入煎液，否则会产生令人呕吐的毒副作用。蛴螬含有毒成分蛴螬毒素，易溶于水，是产生毒副作用的原因。

五灵脂

此是寒号虫粪也，此物多夹砂石，绝难修治。凡用，研为细末，以酒淘，飞澄去砂脚，日干，醋拌炒。恶人参。

【点评】古法炮制五灵脂，先研为细末，用黄酒淘洗，澄去其中夹杂的砂石，晒干，用醋拌匀，炒制，入药。五灵脂为粪便类中药，臭味明显，黄酒淘洗能矫味矫臭，还能增强五灵脂活血化瘀的功效；晒干后醋炒，可进一步矫味矫臭，同时醋还有杀菌防腐的作用。五灵脂现行的炮制品种尚有炒五灵脂、醋五灵脂、酒五灵脂、五灵脂炭。

穿山甲

正名鲮鲤。或炮，或烧，或酥炙、醋炙、童便炙，或油煎、土炒、蛤粉炒，当各随本方，未有生用者。仍以尾甲，乃力胜。

【点评】古时穿山甲不生用，炮制方法多种，炮制品种有炮山甲、烧山甲、酥炙山甲、醋炙山甲、童便炙山甲、油煎山甲、土炒山甲、蛤粉炒山甲，根据处方用药的需要，而采用不同的方法炮制。以尾部鳞甲功效更佳。现炮山甲、醋山甲、油制山甲仍沿用至今。《中国药典》(2015版)一部穿山甲来源项下初加工为"收集鳞甲，洗净，晒干"。饮片项下穿山甲的炮制方法为"除去杂质，洗净，干燥"。炮山甲的炮制方法为"取净穿山甲，大小分开，照烫法用砂烫至鼓起。用时捣碎"。醋山甲的炮制方法为"取净穿山甲，大小分开，按上法烫至鼓起，醋淬，取出，干燥。用时捣碎"。

庄继光跋

　　予见今之时，师童而习之，俱药性檃括①骈语②，守为家珍，而于《神农本草》③及先贤炮炙法，一切高文大牍，竟未尝梦见。临证用药，方产之真赝莫别，修事之轨则全乖，欲以攻病，譬如克敌致胜，责效于不练之卒。至病者，甘以七尺之躯，往往听其尝试，良可悯也。先生曰：子言诚然。因检目前尝用诸药品，悉按《雷公炮炙》去其迂阔难遵者，而裁以已法；其无《雷公》者，则自为阐发，以益前人所未逮。凡诸使、制、解、伏，并反、忌、恶、畏等，附系其下，庶病家考用，一览了然，兼可质医师之误。其所裨益，功岂鲜哉。旧笔记所刻，只九十余种，今广至四百三十九种，一一皆先生口授，而予手录之。其间删繁举要，补阙拾遗，句字之出入必严，点画之几微必审。稿凡四易，始付杀青。予窃有微劳焉。

延陵庄继光谨识

　　【点评】《炮炙大法》是中药炮制法专书，由明代缪希雍撰述，庄继光录校。作者感于历代医书均以记载药性为主，少见炮制方法而编著此书。在作者看来，未经合理炮制的药物，有如战场上

---

①　檃（yǐn 引）括：将原文内容改写成另一种体裁。
②　骈语：对偶句。
③　《神农本草》：即《神农本草经》。

"不练之卒"，无法起到应有的疗效。该书论述了 439 味中药的炮制方法，《雷公炮炙论》中过于繁琐的炮制方法，在该书中得以合理简化；《雷公炮炙论》中未收载的炮制方法，作者根据自己的用药经验一一总结，同时将使、制、解、伏，以及反、忌、恶、畏等，附于炮制方法之后，以供用药配伍与禁忌参考。

药剂丸散汤膏各有所宜不得违制

药有宜丸宜散者，宜水煎者，宜酒渍者，宜煎膏者，亦有一物兼宜者，亦有不可入汤酒者，并随药性，不可过越。汤者荡也，煎成清汁是也，去大病用之。散者散也，研成细末是也，去急病用之。膏者，熬成稠膏也。液者，捣鲜药而绞自然真汁是也。丸者缓也，作成圆粒也，不能速去病，舒缓而治之也。渍酒者，以酒浸药也，有宜酒浸以助其力，如当归、地黄、黄柏、知母，阴寒之气味，假酒力而行气血也。有用药细锉如法，煮酒密封，早晚频饮，以行经络，或补或攻，渐以取效是也。

凡诸汤用酒，临熟加之。

细末者，不循经络，止去胃中及脏腑之积，及治肺疾咳嗽为宜。气味厚者白汤调，气味薄者煎之和渣服。

丸药去下部之病者，极大而光且圆；治中焦者次之；治上焦者极小。面糊丸，取其迟化，直至下焦。或酒或醋，取其收敛，如半夏、南星。欲去湿者以生姜汁稀糊丸，取其易化也，汤泡蒸饼又易化，滴水尤易化。炼蜜丸者，取其迟化而气循经络也。蜡丸者，取其难化而迟取效也。

　　凡修丸药，用蜜只用蜜，用饧①只用饧，勿交杂用。且如丸药用蜡，取其能固护药之气味，势力全备以过关膈而作效也。今若投蜜相和，虽易为丸，然下咽亦易散化，如何得到脏中？若其更有毒药，则便与人作病，岂徒无益而又害之？全非用蜡之本意。

　　凡炼蜜，皆先掠去沫，令熬色微黄，试水不散，再熬二三沸，每用蜜一斤，加清水一酒杯，又熬一二沸，作丸则收潮气而不粘成块也。

　　冬月炼蜜成时，要加二杯水为妙。《衍义》云：每蜜一斤，只炼得十二两是其度数也。和药末要乘极滚蜜和之，臼内用捣千百杵，自然软熟，容易作条好丸也。

　　凡丸散药，亦先细切曝燥乃捣之，有各捣者，有合捣者。其润湿之药如天门冬、地黄辈，皆先切曝之，独捣，或以新瓦慢火炕燥，退冷捣之，则为细末。若入众药，随以合之，少停回润，则和之不均也。又湿药，燥皆大蚀耗，当先增分两，待燥称之乃准，其汤酒中不须如此。

　　凡筛丸药，用密绢令细，若筛散药，尤宜精细。若捣丸，必于臼中捣数百过，色理和同为佳。

　　凡药浸酒，皆须切细，生绢袋盛，乃入酒密封，随寒暑日数，视其浓烈，便可漉出，不须待酒尽也。渣则暴燥，微捣，更渍饮之，亦可散服之。

　　凡合膏，或以醋，或酒或水或油，须令淹浸密覆。至煮膏时，当三上三下以泄其热势，令药味得出，上之使匝匝沸，下之要沸静良久乃上之。如有薤白在中者，以两头渐焦黄为度；如有白芷、附子者，亦令小黄为度。绞膏要以新布。若是可服之膏，滓亦可以酒煮饮之；可磨之膏，渣亦宜以傅患处，此盖欲兼尽其药力也。

　　凡汤酒膏中用诸石药，皆细捣之，以新绢裹之纳中。

---

　　①　饧(xíng 形)：用麦芽或谷芽熬成的糖。

《衍义》①云：石药入散，如钟乳粉之属，用水研乳极细，必要二三日乃已，以水漂澄极细，方可服耳。岂但捣细以绢裹之为例耶？

凡煎膏中有脂，先须揭去革膜子方可用之，如猪脂。勿令经水，腊月者尤佳。

凡膏中有雄黄、朱砂辈，皆当令研如面，俟膏毕乃投入，以物杖搅之。不尔，沉聚在下不匀也。凡草药烧灰为末，如荷叶、柏、茅根、蓟根、十灰散之类，必烧焦枯，用器盖覆以存性。若如烧燃柴薪，煅成死灰，性亦不存而罔②效矣。

凡诸膏腻药，如桃仁、麻仁辈，皆另捣如膏，乃以纳成散中，旋次下臼合研，令消散。

【点评】制备丸散汤膏均有规则，不可不按规则行事。应当按照药性，判断药物制剂的剂型。汤剂，煎煮过程使药物的有效成分溶出于汤液中，服用后快速被人体吸收，剂量大，适用于重病的治疗；散剂，服用后在胃部经消化而吸收，剂量小，适用于急病的治疗；膏剂，为药物熬成稠膏状者；液，为新鲜药物绞汁者；丸剂，起效较为缓慢，适用于慢性病的治疗；酒剂，适用于活血化瘀类药物或寒性药物，能借酒行气血。酒剂还有用于通经活络者，早晚长期服用，能逐步体现功效。

如汤剂中需用到酒，则应临近煎熟前加入。

散剂因剂量小，通常效力不足以达至经络，仅可用于去除胃部和脏腑之中的积热，以及用于治疗肺部疾病如咳嗽等。气味厚重者，用沸水冲调服用；气味淡薄者，煎煮后连渣一同服用。

丸剂用于治疗下焦疾病，应极大，光滑而圆润；用于治疗中焦疾病，则稍小；治疗上焦疾病，应极小。以面糊制丸，崩解极慢，可直达下焦，用于治疗下焦疾病。黄酒和醋均具有收敛作

---

① 《衍义》：即《本草衍义》。
② 罔(wǎng 往)：无，没有。

用，半夏和天南星制丸时，常加入黄酒或醋。如以祛湿为目的，应以生姜汁和入面糊中制丸，可缩短丸剂的崩解时间；用沸水浸泡制成药饼而成的丸剂，也可缩短丸剂的崩解时间；水丸，崩解时间亦很短。蜜丸，崩解缓慢，可促进经络中气的循行。蜡丸，崩解更为缓慢，类似于现代的缓释制剂。

制备丸剂，如用蜜，则只用蜜，如用饴糖，则只用饴糖，不可混合使用。丸剂用蜡，目的是取其缓释能力，必须配比准确，保证蜡丸能通过关膈之后再发挥功效。切不可在蜡丸中加入炼蜜，否则未达关膈便已崩解。如蜡丸含有毒成分，提前崩解势必造成毒性发挥而药性未出。

蜜丸的主要制剂辅料为炼蜜。炼蜜之时，应先掠去浮沫，熬至蜜呈浅黄色，滴入水中成珠不散，再沸腾二三次。然后，每600g生蜜，加入清水一杯，再沸腾一二次。如此法炼制之蜜制成的蜜丸不易粘连成块。

冬季炼蜜至滴水不散时，每600g生蜜，应加入清水两杯。据《本草衍义》记载，生蜜炼成炼蜜，得率为75%。制备蜜丸时，趁热将药粉和入炼蜜之中，置臼中反复捣，至其自然软熟，更易搓条制丸，制得之丸品质也更佳。

制备丸剂所用的药粉，应先切细，暴晒，干燥后才捣粉。根据药材的质地，有单独捣粉者，有合捣者。天门冬、地黄等药材质地黏润，应切细晒干后单独捣粉，或用小火炕干后，冷却至室温，再捣粉。捣成粉末后须即刻与他药混合均匀，以防吸潮后难以和匀。此类药材干湿状态分量不同，为保证丸剂组方配比的准确性，应称量干品。如入汤剂或酒剂，则不用考虑含水量的问题。

用于筛丸剂的绢，应质地细密；筛药粉的绢，更应精细。如此捣丸，功夫必须下足，才能使各药粉混合足够均匀。

用于泡酒的药材，应切细，装入生绢袋中，再置酒中密封浸泡。季节不同，浸泡的时间也不同，浸至药材溶出足量，即可取出药渣。将药渣暴晒干燥，捣碎，再次浸酒，也可捣成药粉，作散剂服用。

制备膏剂，辅料可用醋、黄酒、水或油没过药材，密封浸泡，滤出溶液，煮膏。至膏滋快成时，应控制火候，使其急沸和微沸交替三次，才能使各种药材充分发挥药效。如膏方中用到薤白，熬至膏滋边缘略为焦黄为度；如有白芷、附子，则熬至膏滋微黄为度。熬成的膏滋应以新布过滤。内服的膏滋，残渣还可用酒煮，服用；外用的膏剂，残渣还可敷于患处，如此可尽用药力。

汤剂、酒剂或膏剂中用到矿物药者，应将矿物药捣细，以新绢包裹，再配入方中。

《本草衍义》记载，如矿物药入散剂，应以水飞法研磨极细，方可服用。

煎膏有油脂者，应当去除动物油脂的隔膜再炼制，才能用于煎膏之中。油脂不可混入水，否则容易变质。冬季时，动物油脂更厚，因此腊月炼取的动物油脂品质更好。

膏剂中用到雄黄、朱砂者，应将雄黄、朱砂研成极细粉，待膏熬成之后投入，搅拌均匀。若提前加入，雄黄、朱砂易沉底，难以混匀。

荷叶、侧柏叶、茅根等草药如烧炭入药，应当在烧至焦枯时，立刻用盖盖住，使火熄灭，则草药能存性。如似烧柴一般，烧成死灰，则药性散失，药效不存。

桃仁、麻仁等含油脂较高的药物，应当另捣成泥状，待膏熬成之后，逐次投入臼中，与膏滋同研，直至混合均匀。

中国古代的炮制与制剂并未严格区分。根据类别的不同，中药制成丸散汤膏孰种剂型，因药的性质而定。此处细述各种剂型制作时的注意事项，以及各剂型的功能特点。丸散汤膏，目前仍是传统中成药的主要剂型。现代中药剂型种类受西药制剂学的影响，品种大幅增加。

煎药则例

凡煎汤剂，必先以主治之为君药先煮数沸，然后下余药，文火缓缓熬之。得所勿揭盖，连罐取起，坐凉水中，候温热服之，庶气味不泄。若据乘热揭封倾出，则气泄而性不全矣。煎时不宜烈火，其汤腾沸耗蚀而速涸，药性未尽出而气味不纯，人家多有此病而反责药不效，咎将谁归？

发汗药先煎麻黄二三沸，后入余药同煎。止汗药先煎桂枝二三沸，后下众药同煎。

和解药先煎柴胡，后下众药。至于温药先煎干姜，行血药先煎桃仁，利水药先煎猪苓，止泻药先煎白术、茯苓，止渴药先煎天花粉、干葛，去湿药先煎苍术、防己，去黄药先煎茵陈，呕吐药先煎半夏、生姜，风药先煎防风、羌活，暑药先煎香薷，热药先煎黄连。凡诸治剂，必有主治，为君之药，俱宜先煎，则效自奏也。

凡汤中用麻黄，先另煮二三沸，掠去上沫，更益水如本数，乃纳余剂。不尔，令人烦。

凡用大黄，不须细剉，先以酒浸令淹浃①，密覆一宿，明旦煮汤，临熟乃纳汤中煮二三沸便起，则势力猛，易得快利。丸药中微蒸之，恐寒伤胃也。凡汤中用阿胶、饴糖、芒硝，皆须待汤熟起去渣，只内净汁中煮二三沸，熔化尽，仍倾盏内服。

凡汤中用完物，如干枣、莲子、乌梅、决明子、青葙、蔓荆、萝卜、芥、苏、韭等子，皆劈破研碎入煎，方得味出。若不碎，如米之在壳，虽煮之终日，米岂能出哉！至若桃杏等仁，皆用汤泡，去皮尖及双仁者，或捣如泥，或炒黄色用，或生用，俱可。

凡用砂仁、豆蔻、丁香之类，皆须打碎，迟后入药，煎数沸即

---

① 浃(jiā 加)：湿透。

起。不尔，久久煎之，其香气消散也，是以效少。

凡汤中用犀角、羚羊角，一概末如粉，临服纳汤中，后入药。一法：生磨汁入药，亦通。

凡用沉香、木香、乳、没、一切香末药味，须研极细，待汤热，先倾汁小盏调香末，服讫，然后尽饮汤药。凡煎汤药，初欲微火令小沸，其水数依方多少，大略药二十两，用水一斗，煮四升，以此为准。然利汤欲生，少水而多取汁；补汤欲熟，多水而少取汁。服汤宜小沸，热则易下，冷则呕涌。

凡汤液，一切宜用山泉之甘冽①者，次则长流河水，井水不用。

【点评】煎药亦有规则。汤剂，应将君药先煮沸片刻，再放入剩余的药物，小火慢熬。煎好后，不可立即揭开盖子，应将整个煎药罐坐于凉水之中，待降至温热时，再倾出，服用，才能保证用药疗效。如趁热倾出，则药性大损。煎药不能用猛火，否则沸腾过强，药性尚未煎出时，药汤已烧干，气味不纯。煎药应注意方法，以免不当操作而导致病患服药后疗效不佳。

如上所述，发汗药，应将君药麻黄先煎片刻，再放入剩余的药物。止汗药，应将君药桂枝先煎片刻，再放入剩余的药物。和解药，应将君药柴胡先煎片刻，再放入剩余的药物。温热药，先煎干姜；行血药，先煎桃仁；利水药，先煎猪苓；止泻药，先煎白术、茯苓；止渴药，先煎天花粉、干葛；去湿药，先煎苍术、防己；去黄药，先煎茵陈；呕吐药，先煎半夏、生姜；风药，先煎防风、羌活；暑药，先煎香薷；热药，先煎黄连。君药为处方中治疗主要病症的药物，先煎，才能达到应有的疗效。

如汤剂中用麻黄，则另煎片刻，掠去表面的浮沫，补足损失的水量，再放入剩余的药物。否则，易令人烦闷。

如汤剂中用大黄，不用剉细，应先以酒浸透，密封，过夜，

---

① 冽(liè 列)：寒冷。

再于第二日早晨待汤剂快煎好时，后下，煎煮片刻即可，则可保证大黄的泻下功能。如大黄入丸剂，则略蒸过，以免其寒性伤胃。

如汤剂处方中有阿胶、饴糖、芒硝，则应待汤煎成去渣后，将其放入汤液中煎煮片刻，溶化，服尽。

果实类药物入煎剂，均应劈破或研碎，才能更易将有效成分煎出。桃仁、杏仁等种仁类药物，应以沸水浸泡，去皮去尖，去双仁者，捣成泥，或炒黄，或生用。

砂仁、豆蔻、丁香等芳香类中药，应临用前舂碎，后下。如煎煮时间过长，则香气损失，疗效降低。

犀角、羚羊角入煎剂，应研成细粉，临服用前加入汤液中。或生品加水磨汁，亦可。

沉香、木香、乳香、没药等香料类中药，应研成极细粉，待汤煎成时，趁热倾出少许汤液，调入香末，服用，之后再服用剩余的汤液。

煎煮汤剂时，应保持微沸，根据药量加水，通常加水一份，煎出汤液四成。通利类方剂煎煮时间宜短，少加水，煎出汤液多；滋补类方剂煎煮时间长，多加水，煎出汤液少。煎出的汤液应趁热服用，放冷服用易导致呕吐。

煎煮汤剂用水，最好用甘冽的山泉水，次用东流水，井水最好不用。

汤剂迄今依然是最常用的中药剂型。中药治病，医生根据患者的病情进行辨证论治，开具处方，药师依处方抓药，病人煎煮后服用，旨在药到病除。处方的疗效，除了与药材品质、处方是否对症等因素密切相关之外，煎药的方法正确与否亦至关重要。此处对汤剂的煎法进行了详细的描述，煎药原则既有通用的，也有依品种不同而定的特殊的注意事项。甚至煎药用水的种类与用量、火力、倾出时刻等都须留意。

服药序次

病在胸膈以上者，先食后服药；病在心腹以下者，先服药而后食；病在四肢血脉及下部者，宜空腹而在旦；病在头目骨髓者，宜饱满而在夜。虽食前食后，亦停少顷，然后服药，食不宜与药并行，则药力稍为混滞故也。《汤液》①云：药气与食气不欲相逢，食气稍消则服药，药气稍消则进食，所谓食先食后，盖有义在其中矣。又有酒服者、饮服者、冷服者、暖服者，服汤有疏有数者，煮汤有生有熟者，各有次第，并宜详审，而勿略焉。

清热汤宜凉服，如三黄汤之类；消暑药宜冷服，如香薷饮之类；散寒药宜热服，如麻黄汤之类；温中药宜熟而热，补中药皆然；利下药宜生而温，如承气汤之类。

病在上者，不厌频而少；病在下者，不厌顿而多。少服则滋荣于上，多服则峻补于下。

凡云分再服、三服者，要令势力相及。并视人之强弱羸②瘦、病之轻重，为之进退增减，不必局于方说，则活泼泼地也。又云：晬③时，周时也，从今旦至明旦，亦有止一宿者。

【点评】服药的时间亦有规则可循。病在上焦，饭后服；病在中焦，饭前服；病在四肢血脉和下焦的，宜早晨空腹时服用；病在头部、眼部、骨髓的，宜晚饭后服用。吃饭与服药之前应间隔足够的时间，否则药力发挥受影响。《汤液本草》记载，药气和食气最好有所间隔，饭后稍过一段时间再服药，或药后稍过一段时间再吃饭，饭前饭后服用，都有其道理所在。服药又有酒送

---

① 《汤液》：即《汤液本草》。

② 羸(léi 雷)：瘦，弱。

③ 晬(zuì 最)：周，循环。

服、直接服用、冷后服用、趁热服用；每日服药的次数有多有少；煎煮时间有长有短。各有规则，不可疏略。

三黄汤等清热药适宜凉服；香薷饮等消暑药适宜冷服；麻黄汤等散寒药适宜热服；温中、补中药适宜长时间煎煮后热服；承气汤等通利泻下药适宜短时间煎煮后温服。

病在上部的，应少量多次服用；病在下部的，最好顿服。一次服用量少，则滋养于上焦；服用量大，则峻下或滋补于下焦。

服药还分为再服、三服，每次服用，应使药力均衡，并根据病患的体质、胖瘦、病情轻重而调整，不必拘泥，才能起到最好的治疗效果。服药周期，通常以今日早晨到明日早晨为一轮，有时过夜也可当作一轮。

为保证药物能正常的发挥功效，服药的时间、温度、次数、周期等均不容忽视。此处根据药物类型、病灶位置、患者体质状况与病情程度，依次列出患者服药的序次。

服药禁忌

服柴胡忌牛肉。

服茯苓忌醋。

服黄连、桔梗忌猪肉。

服乳石忌参、术，犯者死。

服丹石不可食蛤蜊，腹中结痛。

服大黄、巴豆同剂反不泻人。

服皂矾忌荞麦面。

服天门冬忌鲤鱼。

服牡丹皮忌胡荽。

服常山忌葱。

服半夏、菖蒲，忌饴糖、羊肉。

服白术、苍术，忌雀、蛤肉、青鱼、鲊、胡荽、大蒜、桃李。

服鳖甲忌苋菜，马齿苋尤甚。

服商陆忌犬肉。

服地黄忌萝卜。

服细辛忌生菜。

服甘草忌菘菜。

服粟壳忌醋。

服芫花、甘遂，忌盐、忌甘草。

服荆芥，忌驴马肉、黄颡鱼。

服柿蒂忌蟹，犯者木香汤能解。

服巴豆忌芦笋。

服牛膝忌牛肉、牛乳。

服蜜及蜜煎果食忌鱼鲊。

服藜芦忌狐狸肉。

若疮毒未愈，不可食生姜、鸡子，犯之则肉长突出，作块而白。

凡服药，不可杂食肥猪犬肉、油腻羹脍、腥臊陈臭诸物。

凡服药，不可多食生蒜、胡荽、生葱、诸果、诸滑滞之物。

凡服药，不可见死尸、产妇、淹秽等事。

【点评】服药应有禁忌，如下：服柴胡忌牛肉；服茯苓忌醋；服黄连、桔梗忌猪肉；服钟乳石忌参和术；服丹石忌蛤蜊；大黄、巴豆同剂服药泻下作用消失；服皂矾忌荞麦面；服天门冬忌鲤鱼；服牡丹皮忌芫荽；服常山忌葱；服半夏、菖蒲忌饴糖、羊肉；服白术、苍术忌雀、蛤肉、青鱼、鲊鱼、芫荽、大蒜、桃、李；服鳖甲忌苋菜，马齿苋尤忌；服商陆忌狗肉；服地黄忌萝卜；服细辛忌生食蔬菜；服甘草忌菘菜；服罂粟壳忌醋；服芫花、甘遂忌盐、甘草；服荆芥忌驴肉、马肉、黄颡鱼；服柿蒂忌螃蟹，误服时可用木香汤解毒；服巴豆忌芦笋；服牛膝忌牛肉、牛乳；服蜂蜜及含蜂蜜的食物忌鱼鲊；服藜芦忌狐狸肉。若疮毒尚未痊愈，不可以吃生姜、鸡蛋，误服则肉会突出生长，成块状，表面发白。服药期间，不可食用肥厚、油腻、腥臊、味重之物。服药期间，不可过量食用生蒜、芫荽、生葱、水果、滑滞不易消化之物。服药期间，不可见死尸、产妇、淹秽等。

此处主要列明药物与日常饮食之间的禁忌，现此类禁忌较少提及。通常服用中药时，医师会叮嘱忌食用生冷、油腻、辛辣之物。民间亦有疮毒未愈忌食发物的说法，与古代说法基本一致。至于不见死尸、产妇、淹秽一类，则可能与易影响患者的情绪，不利于康复有关。

妊娠服禁

蚖斑水蛭及虻虫，乌头附子配天雄，葛根水银并巴豆，牛膝薏苡与蜈蚣。三棱代赭芫花射，大戟蛇蜕黄雌雄，牙硝芒硝牡丹桂，槐花牵牛皂角同。半夏南星与通草，瞿麦干姜桃仁通，硇砂干漆蟹甲爪，地胆茅根都不中。

妊娠禁忌，前歌所列药品未尽，特为拈附。

乌喙、侧子、藜芦、薇蘅、厚朴、槐实、槐根、蔺茹、茜根、赤箭、莔草①、鬼箭、红花、苏木、麦蘗、葵子、常山、锡粉、硇砂、砒石、硫黄、石蚕、芫青、斑蝥、蜘蛛、蝼蛄、衣鱼、蜥蜴、飞生、䗪虫、樗鸡、蚱蝉、蛴螬、猬皮、牛黄、兔肉、犬肉、马肉、驴肉、羊肝、鲤鱼、虾蟆、羊踯躅、葛上亭长、鳅、鳝、龟、鳖、生姜、小蒜、雀肉、马刀。

【点评】妊娠期间的服药禁忌如下：蚖、斑蝥、水蛭、虻虫、乌头、附子、附子炮制品、葛根、水银、巴豆、牛膝、薏苡、蜈

---

① 莔（wǎng 网）草：即莽草。

蚣、三棱、代赭、芫花、射干、大戟、蛇蜕、雄黄、雌黄、牙硝、芒硝、牡丹、桂皮、槐花、牵牛子、皂角、半夏、天南星、通草、瞿麦、干姜、桃仁、木通、硇砂、干漆、蟹甲、地胆草、茅根、藜芦、鹿衔草、厚朴、槐实、樕根、菌茹、茜根、天麻、蔄草、卫矛、红花、苏木、麦芽、天葵子、常山、锡粉、砒石、硫黄、石蚕、芫青、蜘蛛、蝼蛄、衣鱼、蜥蜴、飞生、土鳖虫、樗鸡、蚱蝉、蛴螬、猬皮、牛黄、兔肉、犬肉、马肉、驴肉、羊肝、鲤鱼、蟾蜍、羊踯躅、芜菁、泥鳅、鳝、龟、鳖、生姜、薤白、雀肉、马刀。

总体而言，妊娠禁忌用药主要包括有毒中药、活血化瘀类中药以及药性大热、大寒的中药。

六陈

枳壳陈皮并半夏，茱萸狼毒及麻黄，六般之药宜陈久，入用方知功效良。

【点评】自古中药多不建议储存时间过长，以免药效下降。然而，枳壳、陈皮、半夏、吴茱萸、狼毒、麻黄等六种中药需经长时间储存，使药物由新药变为陈药，性味、功效发生变化，才能符合临床治疗的需要。现陈药已不只六种，例如化橘红、芫花等亦以陈者更佳。纵观以上各药物，均为气味较浓或药性较刺激的药物，长时间储存后，气味逐渐温和陈化，药性也得以缓和，疗效更佳。

陈药使用首见于《神农本草经》，如梁·陶弘景《本草经集注》明确记载六种陈药。"六陈"二字则首载于《新修本草》狼毒条："与麻黄、橘皮、半夏、吴茱萸、枳实为六陈也"。为便于记忆，有医家总结出"六陈歌"。最早的六陈歌见于南宋时期陈衍《宝庆本草折衷》。

十八反

本草明言十八反，逐一从头说与君：人参芍药与沙参，细辛玄参与紫参，苦参丹参并前药，一见藜芦便杀人。白芨白蔹并半夏，瓜蒌贝母五般真，莫见乌头与乌喙，逢之一反疾如神。大戟芫花并海藻，甘遂以上反甘草，若还吐蛊用翻肠，寻常犯之都不好。蜜蜡莫与葱相睹，石决明休见云母，藜芦莫使酒来浸，人若犯之都是苦。

【点评】明确的"十八反"始载于陶弘景《本草经集注》，得到后世的普遍认可，并流传至今。人参、芍药、沙参、细辛、玄参、紫参、苦参、丹参反藜芦；白及、白蔹、半夏、瓜蒌类、贝母类反乌头与附子类中药；大戟、芫花、海藻、甘遂反甘草；蜂蜜、蜂蜡反葱；石决明反云母；藜芦不可用酒浸泡。十八反的药物多自身即为有毒中药，在相反配伍下，毒性增强，易造成较为严重的毒副反应。

从毒理、化学、药理等方面对十八反的现代研究表明，相反配伍有时毒性增强，有时毒性却有所降低，可见十八反的配伍也非完全不可。

当禁不禁，犯禁必死

张子和云：病肿胀，既平，当节饮食，忌盐、血、房室。犯禁者，病再作乃死不救。

病痨嗽，忌房室、膏粱，犯者死。伤寒之后，忌荤肉、房事，犯之者不救。

水肿之后，忌油盐。

病脾胃伤者，节饮食。

滑泻之后，忌油腻，此数者决不可轻犯也。

时病新瘥①，食蒜、鲙者，病发必致大困。

时病新愈，食犬、羊肉者，必作骨蒸热。

时病新愈，食生枣及羊肉，必作膈上热蒸。时病新愈，食生菜，令人颜色终身不平复。病人新愈，饮酒食韭，病必复作。

【点评】此处引用金代名医张子和的说法：水肿病患，即使康复，也应当节制饮食，忌盐、血、房事，否则复发之后再难康复。

肺痨、咳嗽者，忌房事、滋腻不易消化之物；伤寒者，忌肉类、房事；水肿者，忌油、盐；病在脾胃者，应节制饮食；腹泻之后，忌油腻。

当病刚刚痊愈时，忌食蒜、鲙鱼，否则病情复发加重；忌食狗肉、羊肉，否则骨蒸发热；忌食红枣、羊肉，否则肺热上攻；忌蔬菜生食，否则气色无法恢复；忌饮酒、食韭菜，否则病即复发。

以上为因患者病情而异的禁忌，与现代说法基本一致。大病初愈之时，应忌食生冷食物与发物。

不必忌而忌之过

张子和曰：脏毒、酒毒、下血、呕血等症，如妇人三十以下血闭及六七月间血痢，妇初得孕择食者，以上皆不禁口。凡久病之人，胃气虚弱者，忽思荤茹，亦当少少与之，图引浆水谷气入胃，此权变之道也。若专以淡粥责之，则病不悦，而食减不进，胃气所以难复，病所以难痊，此忌之之过也。智者通之。

---

① 瘥(chài拆，去声)：病愈。

【点评】此处引用金代名医张子和的说法：肠胃积热、过量饮酒、便血、吐血等病症，女性不足 30 岁便闭经或夏季血痢，怀孕早期挑食者，可不必按禁忌服药。久病者，胃气虚弱者，突然想吃肉食，可少量多次食用，这样能使胃气略有恢复，可做权宜之法。如只给予稀粥，则使病患心情受影响，不思饮食，胃气难以恢复，疾病难以痊愈。此类情况应当灵活变通。

"当禁不禁，犯禁必死"之禁忌，并非一概而论，因此须根据实际情况纠正"不必忌而忌之过"，以利于患者的康复。

参考文献

［1］明·缪希雍撰. 胡晓峰校注. 炮炙大法［M］. 北京：中国书店，1992.

［2］明·佚名宫廷画师. 补遗雷公炮制便览（据明万历十九年彩绘稿本仿真影印本）［M］. 上海：上海辞书出版社，2005.

［3］明·佚名宫廷画师编绘. 郑金山考校. 补遗雷公炮制便览［M］. 上海：上海辞书出版社，2012.

［4］明·刘文泰编修. 御制本草品汇精要（明弘治十五年彩绘本彩印）［M］. 大阪：武田科学振兴财团，2003.

［5］明·佚名宫廷画师. 食物本草（明宫廷绘本影印本）［M］. 北京：作家出版社，2013.

［6］日本·杏雨书屋藏. 绣像食物本草［M］. 大阪：武田科学振兴财团，2003.

［7］国家药典委员会. 中华人民共和国药典［S］. 一部. 北京：中国医药科技出版社，2015.

药名索引